リハスタッフのための

コーチング活用ガイド
第2版

患者支援から多職種協働までのヒューマンスキル

出江紳一 編・著

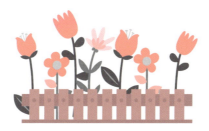

医歯薬出版株式会社

●編集

出江 紳一（いずみ しんいち）　東北大学大学院 医工学研究科 リハビリテーション医工学分野 教授
URL　http://www.reha.med.tohoku.ac.jp/

●執筆（五十音順）

安藤 潔（あんどう きよし）　東海大学 医学部 血液・腫瘍内科 教授
第10章

出江 紳一（いずみ しんいち）　東北大学大学院 医工学研究科 リハビリテーション医工学分野 教授
第3章，第4章，第5章，第6章，第9章

後藤 恵子（ごとう けいこ）　株式会社ジー・フラッツ
STORY

桜井 一紀（さくらい かずのり）　株式会社コーチ・エィ 取締役専務執行役員／
エグゼクティブコーチ
第8章

鈴鴨 よしみ（すずかも よしみ）　東北大学大学院 医学系研究科 肢体不自由学分野 准教授
第3章

瀬田 拓（せた ひろし）　みやぎ県南中核病院 リハビリテーション科 部長
第1章，第2章，第7章

田邊 素子（たなべ もとこ）　東北大学大学院 医学系研究科 肢体不自由学分野 非常勤講師
東北福祉大学 健康科学部 リハビリテーション学科 准教授
理学療法士
第3章，第7章，第9章

道又 顕（みちまた あきら）　東北大学大学院 医学系研究科 肢体不自由学分野 非常勤講師
一般財団法人広南会 広南病院 リハビリテーション科 副総括主任
作業療法士
第3章，第7章，第9章

This book was originally published in Japanese
under the title of :

RIHASUTAFFU NO TAMENO KOUCHINGU KATSUYOU GAIDO
KANJASHIEN KARA TASHOKUSHUKYOUDOU MADE NO HYUMAN SUKIRU
(A Guide to Coaching for Rehabilitation Practice, Education,
and Multidisciplinary collaboration)

Editor :
　IZUMI, Shin-ichi
　　Professor, Graduate School of Biomedical Engineering, Tohoku University

© 2009　1st ed.
© 2018　2nd ed.

ISHIYAKU PUBLISHERS, INC.
　7-10, Honkomagome 1 chome, Bunkyo-ku,
　Tokyo 113-8612, Japan

第2版の序

　この10年間で医療コーチングを取り巻く環境は大きく変化しました．第1に，疾病管理にコーチングを活用するHealth Coachingのエビデンスが蓄積されました．第2に，患者の直接的支援だけでなく，組織マネジメントや医学教育にコーチングが活用されるようになりました．そこで第2版では，医療のさまざまな領域や場面で明らかにされたコーチングの有効性を紹介するとともに，人材育成を含む医療マネジメントにおけるコーチングの意義と応用の記述を理論編と事例編の両方に加えました．

　Health Coachingはいわゆる生活習慣病と呼ばれる疾患の検査数値の改善に寄与します．それでも医療従事者が日常診療のなかでコーチングの時間をとることは難しく，統制された研究とリアル・ワールドとの解離が課題です．また，検査値の改善は医療者の目標であって，患者自身の希望は，その先にある自由で幸せな時間を過ごすことだろうと考えます．疾病管理に限定しない患者の人生全体を扱うコーチングは本書のなかでLife Coachingと呼ばれますが，そのエビデンスは十分とはいえません．

　筆者は脊髄小脳変性症患者へのコーチングの有効性と機能をランダム化比較試験と質的研究でそれぞれ明らかにした後，医療や保健に従事する専門職および学生にコーチングの研修を行い，その有効性と限界を研究してきました．その1つとして，指導医がコーチングを習得することで研修医のコミュニケーション能力が向上するかどうかを検討した経験から，組織内にコーチングというコミュニケーションを導入することを着想しました．幸い，文部科学省のグッドプラクティス事業に選定され，勤務する東北大学病院職員全体の1/6が参加する研修事業を実施し，患者安全文化に関係するコーチングスキルを同定することができました．しかし，一部の部署においては成果がみられましたが，参加者全体のパフォーマンスや病院機能の向上に寄与するとはいえませんでした．単に研修プログラムを実施するだけでは不十分であ

り，受講者とそのステークホルダー，さらにその人たちにつながるチームメンバーにまで影響する仕組みが必要であると考えています．

　初版発行から9年が経ち，少しずつわかってきたことがありますが，それ以上にわからないことが増え，それを知るためにどのような道具が足りないのかがわかってきました．将来，定型的な会話は人工知能が代わってくれるかもしれません．しかし本当の気づきを与える対話の進化は人によってもたらされることでしょう．

　最後になりましたが，本書の骨格をなす研究と研修事業をともに行った仲間と，支援してくださった関係各位に心からの感謝を捧げます．

2018年9月

出江 紳一

初版の序

　本書は，コミュニケーションの一形態であるコーチングを科学的根拠に基づいてリハビリテーション医療に活用できるよう，読者をコーチするツールとして著されました．振り返って私たちが「難病患者を支えるコーチングサポートの実際」（2002年，真興交易医書出版部）によって医療の領域に初めてコーチングを紹介してから7年が経過したことになります．

　もともと「目標を定め，現状とのギャップを明らかにし，行動計画を立てて実践し，その結果をフォローする」という未来志向のコミュニケーションは，リハビリテーション医療の現場で日常的に行われてきたことです．したがって，コーチングをリハビリテーション医療技術の1つとして位置づけるのは一見容易なことにみえました．それが甘い考えと知るのは後のことで，今でも簡単なことではないと思っています．第1に，コーチングの効果に関するエビデンスがありませんでした．このため自分たちでエビデンスを明らかにする必要があり，いくつかの介入研究を遂行してきました．第2に，コーチングに精通したリハビリテーション医学研究者がほとんど見当たりませんでした．幸い研究を通して，コーチングを理解したリハビリテーション専門職であり，臨床家でかつ研究者でもある仲間が集まりました．

　ところでコーチングが広く知られるようになり，医療コミュニケーションの問題すべてをコーチングで解決できるような物言いを目にすることがあります．また証拠なく有効性を主張する書物も目にするようになりました．ようやく医療の領域に双方向のコミュニケーションという文化が根付きつつある今，コーチングが科学的根拠に基づく技術として適切にリハビリテーション医療に取り入れられることが大切と考えます．本格的な研究開始から6年足らずしか経っていないにもかかわらず，本書をあえて企画したのはそのような状況に一石を投じたいと思ったことによります（小石というよりは塵のようなものかもしれませんが）．

本書の構成ですが，第1章から第7章までは理論編，第8章が事例編です．巻末にはコーチングを学ぶための研究会や図書の一覧をつけました．

　理論編では，スキルの概要（第1・2章），医療分野におけるエビデンス（第3章），リハビリテーション医療における意義（第4章）と介入研究の紹介（第5章）に加え，臨床実習指導における活用（第6章），そしてスキル研修の組み立て方（第7章）が述べられています．随所にみられる，学術専門書としては異色の軽いノリにコーチングのエッセンスを感じていただければと思います．

　事例編には，読者がコーチングを練習するためのドリルをつけました．家庭や職場で，最初は安全な環境や状況のなかで練習し，それから実際の医療面接などに応用するとよいでしょう．また読書の理解を助けるために適宜用語解説を入れました．そして「STORY」として「介護」に活かすコーチングの事例を1つだけ紹介しました．介護や介護予防へのコーチングの応用は，別の機会にまとめてみたいと思います．

　本書を通してコーチングの有効性とその限界，そして有効なコーチングを行うためにどのような構造を用意する必要があるのかを考えていただきたいと願っています．そのように自ら考える読者が，リハビリテーション医療のなかにコーチングを取り入れてくださり，それによって医療の質が向上するならば，筆者にとって望外の喜びです．

　最後になりましたが，本書の骨格をなす研究をともに行った仲間と，支援してくださった関係各位に心からの感謝を捧げます．

2009年5月

出江 紳一

CONTENTS

リハスタッフのためのコーチング活用ガイド 第2版
患者支援から多職種協働までのヒューマンスキル

第2版の序 iii
初版の序 v

理論編

第1章 コーチングとは 2
  1 コーチングとは？   2
  2 ティーチング，カウンセリングとの相違点   4
  3 コーチングの構造（GROWモデル）   5
  4 コーチングマインド   8

第2章 コーチングコミュニケーションのスキル 10
  1 コーチングカンバセーション   10
  2 コーチングスキル   10
        Side memo ラポール（信頼関係）の形成   23

第3章 医療コーチングのエビデンス 24
  1 はじめに   24
  2 生活習慣改善プログラムにコーチングを活用することのエビデンス   24
  3 服薬や治療のコンプライアンスに対するコーチングの効果   30
  4 患者と医療スタッフ間のコミュニケーション改善に向けての
     コーチングの効果   31
  5 間接的介入（患者本人ではなく，親への介入など）の効果   31
  6 電子的コーチングツール（eコーチング）の効果   32
  7 これから取り組むべき課題   32

第4章 コーチング技術を応用した神経難病患者に対する心理社会的介入の効果 ... 38
1 非薬物的介入としてのコーチング　38
2 脊髄小脳変性症患者へのコーチング介入効果
　―ランダム化比較試験―　40
3 脊髄小脳変性症患者へのテレコーチング介入の機能 ―質的研究―　45

第5章 医療マネジメントとコーチング ... 52
1 はじめに　52
2 人材育成とコーチング　53
3 医療組織へのコーチング導入　58
4 タイプに合わせたスキルの使い方　63
5 これから取り組むべき課題　71

第6章 リハビリテーションとコーチング ... 76
1 はじめに　76
2 障害への適応を支援する　77
3 目標設定を支援する　78
4 視点の移動を通して現実対処能力と動機づけを高める　80
5 運動学習の促進と廃用・過用症候群への対処　81
6 障害者家族とコーチング　82
7 問題点を整理し生活の再建を支援する　83
8 おわりに　85

第7章 PT・OTの臨床実習指導や研修医指導に役立つコーチング ... 86
1 臨床実習を取り巻く現状　86
2 機能しない臨床実習におけるコミュニケーションの問題点　87
3 療法士養成校でのコミュニケーションスキル習得を目指した
　コーチング理論に基づく授業　89
4 患者やスタッフとのコミュニケーションをテーマとした指導　89
5 アンコーチャブルな学生・研修医　96

第8章　コーチングスキルトレーニング 100
  1 はじめに　100
  2 コーチングの概念を知る　100
  3 フィードバック　102
  4 安心感　106
  5 承認と質問 ―コーチングの場面をイメージする―　107
  6 継続的なトレーニングの必要性　109
  7 パーソナルファウンデーションを整える　110
  8 おわりに　111

事例編

第9章　疾患ごとのコーチングスキルの応用 114
  ◆◆ 脳卒中のリハに活かすコーチング　114
  (1) 急性期病院の場合　114
    事例1　脳塞栓症による片麻痺患者とベッドサイドで　116
      ドリル❶　日常生活で次のことに意識を向けたり練習したりする　117
      COLUMN　リハ・コーチに必要なスキル　118
    事例2　診察室で麻痺のことを話題にする　119
      ドリル❷　日常生活で次のことに意識を向けたり練習したりする　121
    事例3　回復期病院への転院を間近に控えた患者　122
      ドリル❸　気がかり（言葉にならない漠然とした引っかかり）
      　　　　に注意を向ける　123
  (2) 回復期病院の場合　124
    事例4　転院して間もない回復期病院で　125
      ドリル❹　日常生活で次のことに意識を向けたり練習したりする　130
      COLUMN　チャンクの横滑り　131
  (3) 在宅生活期の場合　132
    事例5　しびれを話題にする　133
      ドリル❺　日常生活で次のことに意識を向けたり練習したりする　135

	COLUMN しびれのコーピング（coping）		136

◆◆ 骨関節疾患のリハに活かすコーチング　　137
　(1) 後縦靱帯骨化症の場合　　137
　　事例6　手術後の外来作業療法で　　139
　　ドリル❻　日常生活で次のことに意識を向けたり練習したりする　　141
　　事例7　外来で保存療法を続ける患者の気がかりを察知する　　142
　　ドリル❼　気がかりを尋ねる　　145
　(2) 特発性大腿骨頭壊死の場合　　146
　　事例8　術後患者からの電話による相談　　148
　　ドリル❽　日常生活で次のことに意識を向けたり練習したりする　　151

◆◆ 神経筋疾患のリハに活かすコーチング　　152
　(1) 脊髄梗塞による対麻痺の場合　　152
　　事例9　対麻痺発症直後のベッドサイドで　　154
　　ドリル❾　自分が立てているアンテナの指向性を知る　　156
　　COLUMN　Natureかnurtureか　　157
　(2) 多発性硬化症の場合　　158
　　事例10　患者の症状表現を医学的問題に翻訳する　　160
　　ドリル❿　相づちのレパートリーを増やす　　161
　　事例11　退院後の訓練を話題にする　　162
　　ドリル⓫　リソースを明らかにする質問をつくる　　164
　　COLUMN　神経難病患者のためのコーチング　　165
　　事例12　退院を話題にする　　166
　　ドリル⓬　フォローアップする　　171
　(3) 脊髄小脳変性症の場合　　172
　　事例13　ADLが低下しつつある患者と病院の廊下で　　174
　　ドリル⓭　相手に自由に話をしてもらう　　176

第10章　組織マネジメントへのコーチングスキルの応用　　178
◆◆ 新人教育に活かすコーチング　　178
　(1) 新人教育　　178
　　事例1　指導医の研修医への教育的なかかわり　　180

	ドリル❶	承認	181
	ドリル❷	新しい視点の獲得	183
	ドリル❸	目標設定	185
	COLUMN	医療現場でどのようにコーチングを利用するか(1)	185

◆◆ リーダーシップ育成に活かすコーチング　　186
　(1) 次世代リーダーの育成　　186
　　事例2　次世代リーダーのリーダーシップ醸成　　188
　　ドリル❹　事例2の会話の今後の展開についてさまざまな
　　　　　　可能性を考える　　190
　　COLUMN　医療専門職とリーダーシップ　　190

◆◆ チーム医療に活かすコーチング　　191
　(1) 多職種チームミーティング　　191
　　事例3　多職種チームミーティングでの方針策定　　193
　　ドリル❺　ミーティング　　196
　　COLUMN　参加者全員が満足できるミーティングとは　　197
　(2) 他組織とのコミュニケーション　　198
　　事例4　医療と介護の円滑な情報共有 ―地域連携―　　198
　　ドリル❻　多職種連携　　201
　　COLUMN　医療現場でどのようにコーチングを利用するか(2)　　201

STORY　よみがえった母 ブラボー！＆アンコール 204

巻末資料　コーチングをさらに学ぶために 208

索引 210

理論編●第1～8章

　コーチングは相手の主体的な行動を促進するコミュニケーションの技術であり，システムである．技術とはクライアントのタイプ（コミュニケーションの特徴）に合わせて交わされる対話であり，システムとはインベントリー（質問紙）などの道具の活用を含めたコーチングセッションの枠組みである．

　技術といっても，コーチ（医療者）がクライアント（患者や職場の後輩）を操縦するためのものではなく，行動の主体はクライアントにある．筆者がコーチングを学び始めたころを思い出すと，質問のつくり方などの会話技術に関心が向いていたが，クライアントの学習スタイルに合わせてセッションの構造を誠実に準備することがコーチの資質として求められることを強調しておきたい．

　コーチングがリハビリテーション医療において機能すること，また，どのように機能するのかが神経難病患者への介入や研修医指導，患者安全の研究などを通して示されてきた．理論編を通して，どのようなコーチがクライアントに行動を起こさせ，それを継続させられるのかを考えていただければ幸いである．

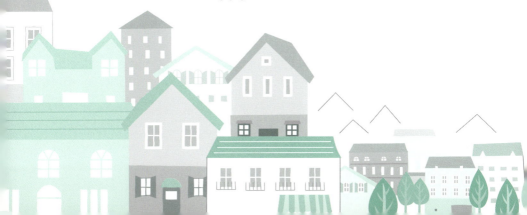

第1章

コーチングとは

1 コーチングとは？（図）

| 臨床実習指導者（以下SVと略す） | おはよう！ |
| 学生 | おはようございます！ |

　朝幼稚園の前を通ると，園児の元気なあいさつが聞こえてくる．1日は気持ちのいいあいさつから始まるということを，入学前の幼児でもよく知っている．さて，あいさつにはどんな意味があるのだろうか？　野球やサッカーをするにはグラウンドが必要なように，コミュニケーションをするには，コミュニケーションを交わす空気（空間）が必要になる．あいさつがもつ1つの役割は，コミュニケーションを交わす空気をつくることといえるだろう．

打撃コーチ	自分を信じておもいきり振ってこい！
代打	（力強くうなずく）
アナウンサー	1打サヨナラの場面で代打の切り札の登場です．……ピッチャー投げました．（カキーン）おぉ！……大きい，大きい……入ったぁ～，ホームラン！　逆転サヨナラ～
打撃コーチ	うぉおおおーーー

　ところで，「コーチ」といえば，スポーツ界にはたくさんのコーチとよばれる人がいる．たとえば日本選手がさまざまな競技で大活躍した2018年の平昌オリンピック．金メダルが決まった瞬間に，コーチが選手のもとに駆け寄り抱き合い喜ぶ姿は，活躍した選手と同様に強く記憶に焼きついている人は多いのではないだろうか．コーチが選手の成長や活躍を，選手自身と同等かそれ以上に喜ぶことは，すべての競技のコーチに共通していることであろう．

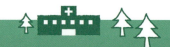

図　コーチングとは？

相手の自発的な行動を促進するコミュニケーション技術

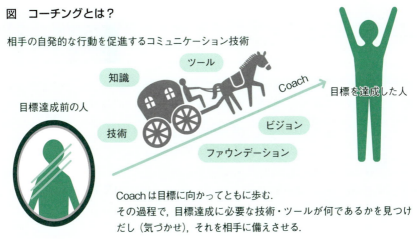

Coachは目標に向かってともに歩む.
その過程で，目標達成に必要な技術・ツールが何であるかを見つけだし（気づかせ），それを相手に備えさせる.

●目標達成に必要なもの

ビジョン	なぜ目標達成が必要なのか？　目標達成により何が得られるのか？目標とともに明確にする.
知識	莫大な情報のなかから，必要な情報や知識を見つけだす技術を身につける.
技術	どんな技術が必要か？　それを身につけるための方法・行動は？自ら決定し行動できる.
ツール	役に立つ物，協力してくれる人を複数もち，効果的に選択して使用できる.
ファウンデーション	前向きに行動を起こすためには安定した土台の上に立っている必要がある．家族，友人・恋人との人間関係の悪化や経済的な不安は前向きな行動を抑制してしまう.

　ビジネスの世界に「コーチ」が登場するのは，1980年代のアメリカからである．自身の仕事の目標を明確にするとともに，効果的に達成しようとすることを目的に，「コーチ」をつける動きが起こった．スポーツ界のコーチの仕事には，その道の先輩としての経験や知識・技術を後輩に伝えることも含まれているが，ビジネスの分野で受け入れられていった「コーチ」は，まさに「コーチング」というコミュニケーション技術をフルに活かすことによって，相手の成長や目標達成をサポートすることが期待されたものである．このようにビジネスの分野で広く知られるようになった「コーチング」であるが，今日では教育や医療への応用が始まり一定の成果が出始めている．

さて「コーチング」とは「コーチ」が使うコミュニケーション技術のことで，相手の自発的な行動を促進させることにより，目標を明確化し，現状とのギャップを分析することで自身の行動計画を自ら立案し，実行することを可能にすることを目的としたものである．そして相手の目標達成を援助する役割をもつ人を「コーチ」とよぶわけであるが，「coach（コーチ）」という言葉はもともと「馬車」を示すものであった．「馬車」は大切なお客さんを望むところへ送り届けるのが役目であり，今日の「コーチ」には，相手の望む目標や成果まで送り届けるという意味がある．

コーチングを行っていくとき，双方向（interactive），個別対応（tailor-made）継続（on-going）の3原則は，常に念頭に置いておかなければならない．

> **コーチングの3原則**
> 双方向　　interactive
> 個別対応　tailor-made
> 継続　　　on-going

相手の状態に合わせ，最も適切と思われる技術（言葉）を用いて問いかけ，返ってくる反応（言葉）に合わせてまた技術（言葉）を返していく．このやりとりは現在進行形でなくてはならず，さらに今後も継続していくものでなくてはならない．

2 ティーチング，カウンセリングとの相違点

コーチングとティーチング，カウンセリングはしばしば対比される．まずティーチングとの相違点であるが，コーチングが双方向のコミュニケーションから自らの気づきを促していくのに対し，ティーチングとは文字どおり教えることで，知識や経験，体系化されたものを伝えることが中心である．

次にカウンセリングとの相違点であるが，一般にカウンセリングが精神や心理の病理を扱い，相手の心のネガティブな部分をゼロの状態に戻すことを

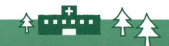

目的としているのに対し，コーチングは相手の前向きな行動を引き出すため，ゼロからポジティブな状態をつくりだすことを目的にしている．

このように概念的な相違点は明確であるが，実際の運用においては，重なる部分も多く，明確に区別できるものではない．

3 コーチングの構造（GROWモデル）

コーチングの基本構造は極めてシンプルである．目標を設定し，現状および目標とギャップを把握し，ギャップを埋めるために必要なものを備え，行動を決定していく．これらを先に説明した3原則に則り，個別対応で双方向のコミュニケーションを継続的に行っていくことで目標に向かっていく．

コーチングの基本プロセスとして「GROWモデル（表）」という考え方がある．Goal（目標・ありたい姿），Reality（現状・現実）とResource（資源），Options（選択肢・方法），Will（意志），それぞれの頭文字をとったものである．

表 GROWモデルに沿った質問（文献[2]を改変）

G	Goal	目標を明確にする	この実習でどんな成果を出したいですか？ 2年後にどんなOTになりたいですか？ 歩けるようになったらどこに行きますか？
R	Reality	現状を把握する	今，重要な課題は何でしょう？ 一番困っていることは何ですか？ 理想を100点とすると，今は何点ですか？
	Resource	資源を発見する	誰か協力してくれる人はいますか？ 教科書以外で調べる方法はありますか？ 自宅でのリハビリを手伝ってくれる人はいますか？ 介護に便利な道具をどのくらい知っていますか？
O	Options	選択肢や方法を考える	他にも方法はありますか？　3つあげてください 裏側からみると，どのように見えますか？ 一番いい方法は何でしょう？ 退院した方が行いやすいリハビリはありますか？
W	Will	意志を確認する	まず，どこから始めますか？ いつから始めましょうか？ 何日間でできますか？ 計画に無理はありませんか？

(1) Goal：目標を明確にする

SV		この4週間の実習でどんな成果を出したいのかな？
学生		患者さんをちゃんと評価できるようになりたいです．
SV		「ちゃんと」って，どういうこと？
学生		……患者さんに必要な評価を正しくできる……
SV		それなら，まずは今回担当する患者さんに必要な評価からだね．
学生		はい．
SV		今回の患者さんに必要な評価って何だろう？
学生		まずは肩でしょうか？
SV		具体的には？
学生		……可動域と筋力です．
SV		いつまでにちゃんと評価しようか？
学生		……できれば明日には……

　目標は具体的で肯定的で実現可能なものを設定する必要がある．今回の会話例で学生は，まずすぐに実現できる（しなければいけない），肩の可動域と筋力評価ができるという目標を設定した．

(2) Reality：現状・現実の把握

SV		（翌日）まず僕の肩で可動域と筋力を評価してみようか．
学生		はい，お願いします．（残念ながら正しく評価できない）
SV		肩の運動にはどんな方向があったかな？
学生		屈曲，伸展，外転，内転，内外旋，それから……（知識はしっかりある）
SV		ちゃんとわかっているね．それならあと何が加われば正しく評価できるかな？
学生		……

　単に正しく評価できないということだけではなく，どこまでわかっていて，何がわかっていないのか，できないのかについて具体的に現状を把握させ，

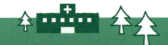

ギャップを明らかにすることが大切である．

(3) Resource：資源を発見する

SV	何が足りていなかったかみえてきたね．それではどうしたらいだろう．
学生	勉強してきます．
SV	どのように勉強するの？
学生	うーん．家に帰って教科書で調べます．
SV	教科書で知識をもう一度整理するのはいい考えだね．でも知識の整理だけで大丈夫かな．他にはどんな方法があるかな？
学生	少し練習が必要だと思います．
SV	いいところに気づいたね．

(4) Options：選択肢や方法を考える

SV	練習はどのようにやろうか？
学生	患者さんで練習するのはまずいですよね．
SV	そうだね．患者さん以外ではどんな方法があるだろう．3つか4つあげてごらん．
学生	友達で練習するとか，親でもいいし，骨格模型で確認するのもいいかもしれません．
SV	一番確実で効率がいいのは何かな？
学生	ただ練習しても，きちっとできているかわからないと意味ないですし．
SV	そうだね．練習してもフィードバックがないとね．
学生	先生の肩で練習させてもらうのが一番いいと思います．

　目標や行動が決定しても，十分に考えることなく，今までの方法を選んでしまうことは多い．行動の選択肢を増やし，いろいろな視点から多くの方法を探しだしたうえで選択することが大切である．

(5) Will：目標達成の意志を確認する

SV	わかった．僕の肩で練習しよう．早速練習を始めようか？
学生	まず教科書で確認したいです．
SV	そうだね．まず確認してきて．で，練習はいつにしようか？
学生	明日お願いします．

　目標達成に向かって行動する意志があるのかを確認する．いつ，どこで行動するのか具体的に確認する．さらに行動計画を次にどのような形でフォローするかも決めておくことが大切である．

4　コーチングマインド

　コーチングマインドの基礎となるのは，相手が患者，後輩，学生の誰であっても，相手の成長や成功を願いながら，現在進行形で継続的に相手と向き合う姿勢である．

(1) 対等な立場でかかわる
　上司と部下，指導者と学生のように明らかに上下という構図がある関係であっても，双方向のコミュニケーションは対等であるという意識が大切である．権威的，威圧的な態度になることを厳に慎み，また媚びへつらうこともない対等な関係で交わされた会話からはより多くの気づきが生まれるものである．対等であることを意識するために，時には，「君と私の会話は，いい感じだと思いますか？」，「今，私と話していて，話しやすいですか？」，「上からものを言われている感じはありませんか？」などと聞いてみることも役に立つ．

(2) コーチ自身が自然体でいること
　ここで効果的な質問をして，相手の気づきを促さなければならない，と肩に力が入りすぎた会話からは，よいコーチングは生まれてこない．コーチ自身が心地よく相手と会話をしていくことが大切である．

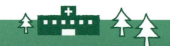

(3) 相手をコントロールしない

コーチングによる成果を焦ると，つい相手をコントロールし始めてしまうことがある．学生は指導者の期待する答えを無意識に察知し，指導者が期待する言葉を返したり，行動したりすることがよくある．このような関係は学生にとって息苦しさをもたらし，コミュニケーションの可能性を軽減させてしまう．コーチングにおける主体は相手にあることを忘れてはならない．

(4)「あなたは特別な存在である」というメッセージを送り続ける

コーチにとってクライアントが特別な存在であるというメッセージも重要であるが，「あなた自身にとって」あなたは特別な存在であるというメッセージを送り続けなければならない．あなたの人生にとっての主役はあなた自身である．だからこそ，答えはあなた自身のなかにあり，それに気づき，引き出すためにコーチと会話するのである．

文献

1) 安藤　潔，柳澤厚生（編）：難病患者を支えるコーチングサポートの実際．真興交易医書出版部，2002．
2) 柳澤厚生（編著），鱸 伸子，平野美由紀（著）：「臨床栄養」別冊　ニュートリションコーチング─自ら考え，決断し，行動を促すコミュニケーションスキル．医歯薬出版，2006．

執筆

瀨田　拓（みやぎ県南中核病院　リハビリテーション科）

第2章
コーチングコミュニケーションのスキル

1　コーチングカンバセーション（図）

　第1章でも触れたように，コーチングは相手（コーチングを受ける側）を主体として個別対応した，双方向の会話を現在進行形で行っていくもので，目標設定，現状把握，そのギャップの認識，行動計画，振り返り，というステップを踏む．これらの過程における会話では，基本的に相手（コーチングを受ける側）が話し，コーチは聞き役である．相手は話すことで，考えが整理されたり，新たな気づきが生まれたりし，自身の目標と現状の間にあるギャップを把握し，次の具体的な行動を主体的に決定できるようになる．本章では，コーチが会話のなかで用いるスキルを解説する．

　しかしここで注意すべきなのは，スキルを用いた会話をすればコーチングであるということではないことである．コーチングは双方向の会話だけで目的のすべてを達成するものではなく，会話のなかで生まれた気づきを，自身の頭のなかで並べ，じっくりと熟考する時間が必要なのである．この熟考を「セルフトーク」という．会話のなかで生まれた気づきを，セルフトークによって咀嚼し，選択することではじめて次の行動決定が可能になる．コーチングでon-goingであることが3原則の1つになっているのは，どんな素晴らしいコーチが，1回の会話で多くの気づきを相手に与えたところで，その後セルフトークのなかで行われた咀嚼や選択，行動決定をフォローするような会話がなければ，目標達成の援助としてはあまりにも不完全であるからである．

2　コーチングスキル

(1) ゼロポジション

　「ゼロポジション」は，効果的なコーチングを行ううえでは習得しておく必要があるスキルである．これは，野球の内野手が，ピッチャーが投球モーションに入ったときに行う，構え（状態）と共通するところが多い．球（相

図　コーチングカンバセーション

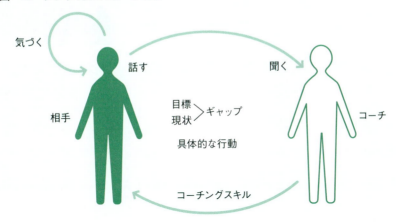

手）に最大限の関心をもっているが，打球（相手の反応）に合わせて，前でも後でも，右でも左でも，素早く動ける構えである．この構えが習得できていない内野手で守備が上手な選手はいないはずである．ここで大切な点が2つある．1つは，ゼロといっても相手への最大限の関心を維持したポジションであるという点．もう1つは，コミュニケーションにおける反応をコーチが選ぶ（選択的反応）ことであり，自動的な反応ではない点である．相手が受け取りやすく，会話が弾み，結果として相手の自発的な行動の促進につながる反応を選ぶべきである．

このように「ゼロポジション」とは，会話をする際の基準となる状態（表情，姿勢，視線など）のことであるが，その人の個性によって千差万別であってよい．自身の「ゼロポジション」を知ることは大切で，相手が何を言ってきても，どんな行動をとっても，反応しないでいる状態をしてみる．つまりうなずかない，表情を変えない，姿勢を変えない，視線を動かさないことによって，自身の「ゼロポジション」がみえてくる．

(2) 傾聴とペーシング

コーチング全時間の約80％が聴くことに使われているといわれるほど，聴くスキルはコーチングのなかで最も重要なスキルである．相手の話を遮ら

ない，内容を評価したり判断を加えたりしない，共感を示す，沈黙や肯定的なノンバーバル（非言語）なメッセージを大切にする聴き方を「傾聴」とよぶ．

傾聴しながら，さらに相手の話す速度，声の調子や呼吸などを同調させることで，相手に安心感を醸成する「ペーシング」とよばれるスキルがる．

看護師	さぁ，リハビリの時間ですよ（明るく元気な声で）．
患　者	今日は，リハビリをしたくない（曇った表情で）．
看護師	リハビリをしたくないのですね（表情をやや曇らせ，トーンを少し下げて）．

ペーシングには，同じ言葉を繰り返す言葉によるペーシングと，ノンバーバルなペーシングがある．会話例には両者が含まれ，看護師は，この後リハビリをしたくない理由を尋ねたり，リハビリに向かうように促したりしていくわけだが，リハビリをしたくないという相手の気持ちを，まず深く受け入れたのである．

コミュニケーションを始めるにあたっては，相手が話してもよい，話したいと思える安心感が醸成されていることを前提にしたいものである．しかし，医療者と患者，指導者と学生といった関係では，相手に対する強い防衛が働いた状態からスタートするのが，むしろ自然である．コミュニケーションのファーストステップは，この防衛を解き，相手のなかに安心感を醸成することといえるだろう．

(3) 承認する

相手の存在，行為，状態などを認めて言葉にして相手に伝えることを承認とよぶ．承認するためには，承認する事実を発見することが必要で，常に相手を注意深く観察していなければ効果的な承認をすることはできない．

① 「結果に対する承認」と「存在に対する承認」

「結果に対する承認」は，褒めることに通じるもので，あなたが（通常は良好な）結果を出したことを知っている，成長したことに気づいているということを伝えることである．達成を確認して，次への行動のためのエネルギーを生み出す効果がある．

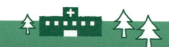

対して「存在に対する承認」は，観察した事実そのものを使い，結果の善し悪しを対象にしたものではない．後掲する会話Bの「ヘアスタイルが違う」，「眠そうだ」がそれにあたり，相手を受け入れ，ラポール（Side memo. p23参照）を強化する効果がある．ただし，「今日の化粧濃いね」，「少し太ったんじゃない」これらも存在に対する承認の1つといえなくはないが，時に有効なことはあっても，とても危険な言葉である．このように存在に対する承認は効果的である一方で，時と場所，相手と自身のタイプを十分わきまえたうえで使わないといけない．第1章の冒頭で示した，気持ちのよいあいさつは，存在に対する最も確実で安全な承認の方法である．

②You，I，Weの3つの立場からの承認

Youの立場からの承認は，「あなた」が主語になった承認で，最も使用頻度が高い．「（あなたは）頑張っているね」，「すごいね」，「えらいね」，「うまいね」などがこれにあたる．最も聞き慣れた承認であるものの，相手によっては評価されているという印象を与え，時に「あなたに言われたくない」，「別に頑張ったつもりはない」と，承認が拒絶されてしまうこともあるので注意が必要である．

Iの立場からの承認は，「わたし」が主語になった承認である．「○○さんが頑張っているので，僕もなんとかいい訓練を考えなきゃと思っているんです」，会話Bの「教える方も気合い入っちゃうよ」がこれにあたる．相手に与えるインパクトが強いとされ，何よりそう思っているのはこちらで，相手にとっては否定しようがない．しかし，文脈を考えて使わないと，不自然な会話になってしまうことがあるので注意が必要である．

Weの立場からの承認は，「あなたの行動や存在が，私たちや組織に，こんな影響を与えています」ということを伝えるものである．「○○さんの頑張りに勇気をもらっている患者さんがたくさんいるんですよ」，「君（学生）の質問に答えることは，お互いを成長させるね」という言い方である．この立場の承認は，相手との関係をより近づけ，仲間であることを感じさせる効果がある．

〔会話A〕

SV		レポート読んだよ，よくできているね．
学生		ありがとうございます．夜2時までかかりました．

SV	(あなたは) 一晩でよくここまで頑張ったね.

〔会話B〕

SV	あれ, ヘアスタイル変えたの？ ちょっと眠そうだね.
学生	レポートで遅くなって, それで朝起きられなくて, セットする時間がなかったんです.
SV	そうか, 大変だったね. ところでレポート読んだよ. よくできているよ.
学生	ありがとうございます.
SV	一晩でここまでやってこられると, 教える方も気合い入っちゃうよ.

どちらの会話もレポートを仕上げた学生を承認しているものであるが, 会話Aは, 結果に対してYouの立場から承認している. 会話Bは, 存在に対する承認から入り, 結果に対してはまずYouの立場から, 次にIの立場から承認している.

(4) 効果的な質問をする

こちらが知りたいことを質問して情報を得ることが, 一般的な質問の目的であるが, コーチングにおける質問には, さまざまな目的・効果がある (表1).

PT	今日もよろしくお願いします.
患者	お願いします.
PT	山形はもう雪が降ったのですか？
患者	はい何度か降りましたけど, まだ積もるほどではありません.

表1 質問の目的・効果

- ・確認する
- ・情報を収集する
- ・気分よく話させる
- ・話のきっかけをつくる
- ・視点を変える
- ・物事を具体的にする
- ・気づきやひらめきを促す
- ・ゴールを設定する
- ・問題を特定する
- ・アイディアを発展させる

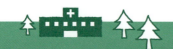

このPTにとって，山形で雪が降ったかどうかは正直あまり関心がなく，話のきっかけをつくりたかったのである．ある程度会話が弾んできたところで，視点を変える質問をして本題に入っていく．
　質問の目的で最悪なのが，相手を非難すること，傷つけることが目的の場合である．

SV	レポートの考察なんだけど，これじゃ単なる感想だね．
学生	はぁ．
SV	なんで感想しか書けないの？
学生	……
SV	どうして黙っているの？
学生	すみません．
SV	すみませんって，誰に謝ってるの？

　これらの質問は，満足な考察が書けなかった学生を非難することが目的で，感想しか書けない理由や黙っている理由を知る，誰に謝っているのかを確認することが目的ではない．このような質問は，詰問とよび，コーチングの際に用いることはない．
　質問をつくるときは，「クローズドクエスチョン」と「オープンクエスチョン」をうまく使い分けることが大切である．
　「クローズドクエスチョン」とは，相手がYesかNo，あるいはA，B，Cなどの選択肢で答えられる質問で，「雪が降りましたか？」，「元気ですか？」，「血液型は？」などである．質問文のなかに答えが含まれているので，相手は簡単に答えられ，負担が少ない．しかし得られる情報は少なく，質問によっては相手を誘導する可能性があるので注意したい．会話の導入や，内容のチェックを目的としたときに使われることが多い質問である．
　「オープンクエスチョン」とは，いわゆる「5W1H」でつくられ，いつ（When），誰が（Who），どこで（Where），何を（What），なぜ（Why），どのように（How）が含まれ，「いつ雪が降りましたか？」，「何があなたの元気のもとですか？」，「なぜ人の血液型を気にされるのですか？」などの質問である．「オープンクエスチョン」のなかでも「いつ」「誰が」「どこで」は，行動を限定していく質問で，相手の行動計画をより具体的にしていくときに使われる．「何を」な

ぜ」「どのように」は，発見の疑問符ともよばれ，相手の考えや思いを引き出す質問である．発見の疑問符をきっかけとして，相手が深く考え，新たな気づきが生み出されることを期待するのである．しかし，いたずらに発見の疑問符が連発されると，相手は考えることに疲弊したり，混乱したりすることもあるので注意する必要がある．

　双方向の会話のなかで，コーチは目的に応じて質問を巧みに展開していく技術が求められる．これらの会話を展開していった先では，未来を問いかけるような質問にもっていきたい．

SV		レポートの考察なんだけど，これじゃ単なる感想といわれてしまうかもしれないね．
学生		はぁ．
SV		症例のレポートをまとめるのは，今回で何例目？
学生		3例目です．
SV		今までの2症例でも考察は書いたの？
学生		はい，少しだけですけど．

　多少遠まわしな表現であっても，レポートの考察をダメだしされた学生は防衛的になってしまう．この場合，質問の導入としては，クローズドクエスチョンで過去の確認から入るのは1つの方法である．この後，理想と現実のギャップを確認するための質問をしたり，必要に応じて，理想的な考察とは何かなど，レポート作成に関するティーチングをしていくことになると予想される．しかし，最終的には未来を問いかける質問へもっていく必要がある．

SV		考察は大体そんなイメージで書ければいいと思うよ．
学生		はい．考察を書き直してきます．
SV		書き直したレポートは，いつ見せてくれるの？
学生		週明けには．
SV		わかった，週明けね．ところで，この次の実習先はどこ？
学生		B病院です．
SV		B病院は，回復期だね．どんなレポートが書けそう？

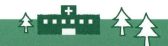

次の行動計画を具体化するとともに，次の実習先（未来）をも問いかけている．次の病院がどんな病院かよくわからず，またどんな症例を担当するかが決まっていない学生にとっては，正確に答えることができない質問である．そのため，学生によっては混乱してしまうこともあるため，全員に対して同様に応用することはできないだろう．会話例も突拍子もなく現れた感が否めないが，文脈のなかで上手に用いれば，今回のレポート作成の苦労を前向きに未来へ生かそう，というメッセージを込めた質問になる．

(5) 沈黙する

沈黙は，返す言葉に窮した結果ではなく，相手の言葉や態度に対して，コーチが沈黙という反応を選択したものである．沈黙ほど多くを語るものはない．

看護師　　さぁ，リハビリの時間ですよ（明るく元気な声で）．
患　者　　今日は，リハビリをしたくない（曇った表情で）．
看護師　　リハビリをしたくないのですね（表情をやや曇らせ，トーンを少し下げて）．
・・・・・しばらく沈黙・・・・・

ペーシングの説明に使った会話例である．前向きにリハビリに向かうように，どうやって話題を切りかえていくか，気の利いた言葉を返したいところである．言葉の引き出しをたくさんもつベテラン看護師なら，すぐに気の利いた言葉が見つかるだろうが，ここではしばらくの沈黙がなければ，むしろ不自然である．リハビリをしたくないという相手の気持ちを受け止めたのだから，共感した鐘（心）の響きをしばらく聞く時間が必要である．

SV　　　　今度のB病院は，回復期だね．どんなレポートが書けそう？
・・・・・沈黙・・・・・
学生　　　うぅーん……
・・・・・沈黙・・・・・

質問のスキルの説明に使った会話例である．この沈黙は，答えにくい質問に学生が困惑したからかもしれない．ついそんな不安に陥ってしまうところ

である．しかし，そもそも未来を問いかける質問に慣れている学生は少ない．多少の困惑のなかでも，考え，気づくためには，十分な時間が必要である．相手が考え，咀嚼するための十分な時間としての沈黙は，むしろ積極的に与えなければならない．沈黙を保ちながら，温かく相手の答えを待つ態度に，学生は安心を得るであろう．

効果的な沈黙は，相手との共感を深め，考えをまとめ，気持ちを整理し，新たな気づきを生む貴重な時間をつくるものである．相手が押し黙ったことで，こちらが不安になってしまい，その不安を解消するために沈黙を破ることは慎みたい．

(6) 接続詞を使う

相手が語り始めたら，接続詞を上手に使うと，会話はどんどん促進される．「それで」，「それから」，「なるほど」，「へー！」，「もっと聞かせてよ」などの接続詞や接続的に使える言葉を挟むことにより，相づちなどのノンバーバルなペーシングの効果をさらに高める．

患　者	こんな病気になってなかったら，今頃北海道に行ってたはずなんだけどなぁ．
看護師	そうなのですね．（しばらく沈黙）是非，北海道の話をしてください．
患　者	僕ね，バイク乗るんですよ．700ccの．
看護師	へー！
患　者	地平線に向かって走るの，気持ちいいんだよ．
看護師	気持ちよさそう！　それで，北海道のどちらへ行く予定だったのですか？
患　者	まず，フェリーで函館に入って．
看護師	函館！　それから……．

相手の話を聞いてみたいという態度をベースにして，同じ言葉を繰り返すペーシングと合わせて接続詞を使うと効果的である．しかし，相手の話を聞いてみたいという前提がなかったり，機械的に接続詞だけを使うと，相手はかえって苦しくなったり，冷たい印象を与えることがあるので注意する必要

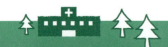

がある．

SV	もっと他に方法があると思うよ．
学生	……え〜と……（しばらくの沈黙後，不完全であるが考えた方法を話した）
SV	それで．
学生	……

　その学生にとって，かなり負担となった質問に向き合い，不完全ではあるが考えをまとめて回答したのである．回答は不完全で，さらに考えをまとめさせるために，「接続詞」を使って，もっと学生に話をさせるという方法もあるが，まずは苦しい質問に対して回答したことを「承認」するべきであろう．

(7) メタコミュニケーション

　メタコミュニケーションとは，今のコミュニケーションをテーマに，コミュニケーションを交わすことで，コミュニケーションが機能しているかどうかを確認するために行うコミュニケーションである．「ここまで話をしていて，どうですか？」とか，「今話している話題について，どう思いますか？」などの質問から，メタコミュニケーションが始まる．

　リハビリはチーム医療である．多職種が集合して，ケース会議を開くことは多い．ケース会議終了後に，今回のケース会議そのものが機能していたかをテーマに，コミュニケーションを交わすことは，チームの発展にとって，とても有意義なものになると思われる．

(8) 提案する

　コーチングは，相手が自ら考え，自ら気づくことを基本としているが，相手から答えが出てこない，答えを見出せないと感じられたときには，相手に新しい視点を提供する目的で，コーチから提案することがある．効果的な提案は，相手の検討の選択肢を広げる効果がある．提案で大切なことは，提案を受け入れるか否かの選択権は，コーチではなく，あくまでも相手にあることを，お互いに理解していることである．

SV	もっと他に方法があると思うよ．
学生	……え～と……（しばらくの沈黙後，不完全であるが考えた方法を話した）
SV	なるほど，方法の1つになりそうだね．もう少し，論理的に説明できるといいね．
学生	（少しよくなったが，それでも回答としては不完全な方法を話した）
SV	ところで，1つ参考になる考え方があるのだけど，話してもいいかな？
学生	はい．
SV	ABC理論って聞いたことある？
学生	はい．
SV	今回のケースのアプローチとして，ABC理論から考えてみたらどうだろう？ 他にはXYZ理論から考えてもいいかもね．

　まず相手の話を十分に聞いて，相手の考えを十分に引き出す．そして，提案するときは，提案の許可をとること，そして脅迫的な提案にならないよう，選択は「受け入れる」「受け入れない」の2択ではなく，できれば3つ以上の選択肢を用意することが望ましい．
　ところで，もし学生がABC理論やXYZ理論を聞いたことがない，わからないと回答したときは，具体的な勉強方法を提示したうえで，勉強してくることを要望するか，その場で説明（ティーチング）するのがよいと思われる．

(9) タイプ分け™ *

　さまざまなタイプの患者，医療スタッフ，学生がいるが，そのなかでどうしても，理由もなく単に「そりが合わない」という人がいるものである．しかし社会人である以上，どのようなタイプの人とも，良好で円滑なコミュニ

＊「タイプ分け™」は株式会社コーチ・エィの登録商標である．

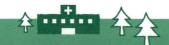

ケーションをすることが求められる．コーチングでは，相手とのコミュニケーションの可能性を広げる視点を得ることを目的に，コミュニケーション・スタイルによって相手を4つのタイプに分類する．

そのタイプとは，次の4つ（**表2**）である．
① 人や物事を支配していくことが得意なコントローラータイプ
② 人や物事を促進していくことが得意なプロモータータイプ
③ 分析や戦略立案に長けているアナライザータイプ
④ 全体を支持していくことにやりがいを感じるサポータータイプ

タイプ分け™については，大きく2つ注意点がある．まず，タイプに優劣はなく，どのタイプにも，得意とする領域もあり，不得意とする領域もある．もう1つは，タイプ分け™は人格や人とのかかわり方を決定するものではないということである．

表2　4つのタイプ分け™（文献[4]を改変）

コントローラー	プロモーター
特徴 ・自分の思いどおりに物事を進めることを好む ・行動的，野心的，支配的，威圧的，エネルギッシュ ・決断力がある ・人間関係より仕事優先 ・早いスピードで行動する ・人の話をあまり聞かない ・人の気持ちに鈍感 ・人をなかなか信頼しない ・敵意をもっているように思われがち **かかわり方** ・頭ごなしに言うと，回路を閉ざしてしまう ・要望をするときは，単刀直入に伝える ・コントロールしようとしない ・本人の自発性によって行動できるようにする	**特徴** ・独創的なアイディアを出すことを重視する ・人と活気のあることをすることを好む ・人に注目されることを好む ・楽しいことが好きで，細かいことはあまり気にとめない ・変化・混乱に強く，先見性があり，順応性が高い ・自分ではよく話すが，人の話はあまり聞かない ・計画性に乏しい ・お調子者と思われるときもある **かかわり方** ・質問によってアイディアを引き出すと，意欲が上がる ・アイディアが拡散しやすいので，テーマを絞ることで有効に機能する ・ネガティブなアプローチは避ける

表2 つづき（文献4)を改変）

アナライザー

特徴
- 行動は慎重
- 物事を始める前にデータを集め、分析する
- 計画を立てるのが好き
- 完璧主義者
- 物事を客観的にみることができる
- 粘り強く、最後までやり遂げる力がある
- 失敗することに対して怖れがある
- 変化や混乱に弱い

かかわり方
- 「すぐ動きなさい」と言うと、それだけで動けなくなる
- 要望するときは、その理由を添えて伝える
- 少しずつ変わりたがるので、大きな変化を強いるとプレッシャーになる
- 感情表現が苦手なので、内面に注意を向けることが必要

サポーター

特徴
- 人を援助することを好む
- 温かく、穏やかな性格
- 人との協調性を大事にし、細かな配慮ができる
- 他人の気持ちに敏感で、仕事よりも人間関係を優先させる
- 決断力に乏しい
- リスクを冒すことに弱い
- 人に称賛されないと動けない

かかわり方
- あまり自分を表現しないため、欲しているものを見つけてあげる
- Noと言えないため、「Noと言ってもいい」ことを伝える
- しっかりと提案・要求をさせることも必要

　タイプ分け™は、相手のタイプに合わせることで、相手の意欲を高めたり、苦手な人とのコミュニケーションの接点を開いたりすることが目的であり、あくまでコミュニケーションを円滑に進めるための視点を得るための1つのツールである．

文献

1) 伊藤 守：3分間コーチ ひとりでも部下のいる人のための世界—シンプルなマネジメント術．ディスカヴァー・トゥエンティワン，2008．
2) 安藤 潔，柳澤厚生（編）：難病患者を支えるコーチングサポートの実際．真興交易医書出版部，2002．
3) 安藤 潔（編）：がん患者を支えるコーチングサポートの実際．真興交

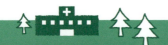

易医書出版部，2005.
4) 伊藤 守：図解コーチングマネジメント．ディスカヴァー・トゥエンティワン，2005.
5) 齋藤淳子：コーチングのプロが教える質問の技術．ダイヤモンド社，2003.

> 執筆

瀬田 拓（みやぎ県南中核病院 リハビリテーション科）

Side memo

ラポール（信頼関係）の形成

　ラポール（信頼関係）は，コーチングのすべての過程において必須であるが，コーチングを始める前段階（プレコーチング）では，このラポールの形成に最も力を注ぐ必要がある．

　人と人には相性があり，どちらか一方が相手に嫌悪感を抱いていると，ラポールの形成は難しくなる．特に理屈ではなく生理的に受けつけない相手がいるのでやっかいだ．しかし患者が医療者を，学生が指導者を自由に選べない以上，医療者はすべての患者と，指導者はすべての学生とラポール形成できることが前提になっている．

　初対面でのあいさつ，自己紹介を大切にする．相手を肩書でなく名前でよぶ．緊張をほぐすように，本題に入る前に軽く別の話題を入れる．身なりやしぐさに気を配る．できるだけ多くの相手とラポールが築けるように最大限の努力をすべきである．また傾聴やペーシング，承認にはラポールを強化する効果があるので，これらは常に意識したいスキルである．

第3章

医療コーチングのエビデンス

1 はじめに

　患者・家族教育は，さまざまな疾患の診療ガイドラインにおいて推奨されている．これらの疾病管理プログラムはガイドラインに基づく包括的指導であり，個々のニーズの反映が少なく，持続的効果の乏しさが問題となる．そこで2000年ごろから慢性疾患の管理において患者中心のプロセスであるコーチングが採用されるようになり，ランダム化比較試験によるエビデンスが蓄積されてきた（表）．2009〜2013年に発表されたランダム化比較試験あるいは擬似実験的研究を検索したシステマティック・レビューでは，Health Coachingが生理学的・行動学的・心理学的状態と社会生活に有利な効果を及ぼし，体重管理，身体活動，身体精神的状態の改善をもたらすとまとめられている[1]．本章では，保健医療分野でのコーチング研究について概観し，今後の課題を述べる．

2 生活習慣改善プログラムにコーチングを活用することのエビデンス

　医療分野で最もコーチングが使われているのは，生活習慣病を抱えた患者のライフスタイルを変更することにより，治療効果を上げようとする目的においてであろう．生活習慣改善のプログラムは，目標設定が具体的であるため，スポーツやビジネス分野で利用されているコーチングの手法がほぼそのまま利用できると考えられている[2,3]．すでに，糖尿病，心臓病，高コレステロール血症などにおいて研究が行われ，結果が示されている．

　研究報告数が最も多いのは，糖尿病患者への介入である．代表的な研究を年代の古い順から以下に紹介する．McMurrayら（2002年）[4]は，透析を受けている糖尿病腎症患者83名を2つの群に分け，一方の群には糖尿病教育後と継続的なマネジメント（コーチングによる動機づけを含む）を行った．その結果，このプログラムを行わないコントロール群と比較して，介入群では，

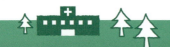

表 Health Coachingのランダム化比較試験

出典	対象	コーチング	結果
Vale, et al (2003) Arch Intern Med	792名の冠動脈疾患患者	栄養士と看護師がコーチ．冠動脈疾患についての知識，態度，信念に関して質問し，冠動脈疾患治療ガイドラインと目標レベルにフォーカスした．第1回目のコンタクトの後，6週間ごとに3回の電話．24週間後に電話と最終評価を行った．	血中コレステロールがコーチング介入群では21mg/dℓ低下したが，通常治療を受けたコントロール群では7mg/dℓの低下にとどまり，有意差がみられた．
Whittemore, et al (2004) Diabetes Educ	53名の女性2型糖尿病患者	看護師がコーチ．個人的障壁と変化への促進因子，ソーシャルサポートを同定．現実的なゴールの話し合い，創造的な戦略とブレインストーミング，共感的傾聴，奨励，賞賛．	セルフ・マネジメントの向上，心理社会的な苦痛の減少，日常生活への統合，治療の満足度に有意差がみられたが，HbA_{1c}には差を認めなかった．
Varney, et al (2014) Intern Med J	94名の2型糖尿病患者	栄養士がコーチ．6カ月に平均6（4〜9）回の電話．初回は45分間，2回目以降は20分間．	6カ月時にHbA_{1c}，空腹時血糖，拡張期血圧，身体活動において，介入群がコントロール群よりも良好であったが，12カ月時には差がみられなかった．
Sacco, et al (2004) J Diabetes Complications	10名の1型糖尿病患者	心理学専攻の学部学生がコーチ．15分間の電話を毎週，3カ月間．その後2週間ごとに3カ月間．	介入群ではHbA_{1c}が1.2ポイント減少したが，コントロール群では0.8ポイント増加し，有意な交互作用がみられた．
Blackberry, et al (2013) BMJ	473名の2型糖尿病患者	総合診療クリニックの看護師が15カ月間わたり電話によるコーチングを実施した．	コーチング実施回数の中央値は3回にとどまり，介入群とコントロール群の間にHbA_{1c}の差を認めなかった．

表 つづき

出典	対象	コーチング	結果
Fisher, et al (2009) *Arch Pediatr Adolesc Med*	喘息患児 (191名, 2〜8歳) の親	2年間、対喘息のプロセス、コミュニケーション技術、ソーシャルサポート、行動変容戦略について教育し、行動変容のステージごとにゴール達成のための小さなステップに取り組ませた。初回のみ訪問、その後3カ月は月2回、以後21カ月は月1回の電話。	2年以内に再入院となった患児の割合は、親がコーチングを受けた群では36.5%、コントロール群では59.1%で有意差がみられた。
Garbutt, et al (2015) *J Allergy Clin Immunol*	喘息患児の親 (介入群462家族、コントロール群486家族)	12カ月間の電話によるコーチング (中央値18回)。	12カ月時において、介入群の方がコントロール群よりも無症状日が20.9日多かったが、救命救急センター (ER) 受診回数に差を認めなかった。24カ月時において、介入群はコントロール群よりER受診回数が1児童あたり0.28回少なかった。メディケイド利用者のサブグループ解析では、介入群で12カ月時にER受診が42%、入院が62%少なく、この効果は24カ月時に維持されていた。
Oliver, et al (2001) *J Clin Oncol*	67名のがん患者	心理学専攻の大学院生および医学部4年生がコーチ。痛みに関する知識と誤った認識についての評価、がんの痛みに関するWHOガイドラインの教育、ゴール達成のための戦略開発、治療目標の同定、問いの創出。医師に対して痛みや治療プランについてどのように話すかのディスカッション、ロールプレイでの質問練習。20分間の対面セッションを1回実施。	2週間後のがんによる痛みが、介入群においてコントロール群よりも有意に減少した。

著者(年)	対象	介入	結果
Gant, et al (2007) *Am J Alzheimers Dis Other Demen*	認知症患者を介護する32名の男性介護家族	臨床加齢心理学の専門家と加齢学専攻の大学院生がコーチ。週1回、12週間にわたり、行動促進、行動管理、リラクゼーションなどの行動戦略プログラムを実施した。	認知症患者の攻撃的行動などに対する心理的苦痛の緩和や自己効力感の増大に効果があったが、ビデオやワークブックによる教材教育とコーチングとの間に差がみられなかった。
Steffen & Gant (2016) *Int J Geriatr Psychiatry*	認知症患者を介護する74名の女性介護家族	博士の認定臨床心理士と修士の心理臨床家がコーチ。週1回、10回の電話によるコーチング(ビデオ教材とワークブックを併用)。	直後評価では、抑うつ、心理的苦痛、自己効力感がコントロール群よりも良好であったが、6カ月後評価では群間に差を認めなかった。(介入群は維持、コントロール群は改善)
Debar, et al (2006) *Arch Pediatr Adolesc Med*	228名の女子 (14～16歳)	成人期まで続く健康的な食事・運動習慣を獲得する。グループミーティング、グループ単位の活動参加、電話コーチング、心理教育学の情報、食事記録、運動のゴールと達成状況の記録、eラーニング、仲間とのコミュニケーションサイトの利用。	介入の2年後において、脊柱と大腿骨転子部の骨密度は、介入群においてコントロール群よりも高かった。介入群はコントロール群よりもカルシウム、ビタミンD、果物・野菜の摂取量が多かった。目標運動量達成率に差はみられなかった。
Holland, et al (2005) *J Aging Health*	慢性疾患に罹患している65歳以上の患者	看護師がコーチ。健康教育、服薬管理コーチング、教育と指導のクラス、フィットネス・プログラム、コミュニティー・プログラム。1年間に平均11時間のコンタクト。	12カ月後の介入終了時において、介入群はコントロール群よりも、有酸素運動とストレッチを多く行っており、抑うつが少なかった。
Tucker, et al (2008) *Am J Health Promot*	120名の肥満者 (BMI：25～35)	実習を含む3カ月の電話クラスを受講し、資格試験に合格したwellness coachが担当。健康的な食事と適度な運動についての教育、問題・障壁・解決策の同定、減量戦略と食事内容をカスタマイズ。自己責任と食事の意識づけ。週1回30分間の電話コーチングを11～17週間実施した。	体重減少量は、介入群3.2kg、コントロール群1.8kgであり、有意差がみられた。

血糖値の低下，足切断リスクの低下，入院リスクの低下がみられたことを報告している．この研究ではコーチングを含めた教育プログラム全体を評価しているため，そのなかでコーチングがどの程度の促進効果をもたらしたのかについては明確ではない．それに対して，Saccoらの研究（2004年）[5]は，1型糖尿病患者に電話コーチング介入をした結果をダイレクトに評価している．この研究では，心理学専攻の大学生がコーチとなり，糖尿病患者5名に6カ月間（前半3カ月は週1回，後半3カ月は隔週1回），1回15分の電話コーチングを実施した．各セッションでは，行動目標に向かってともに問題解決を考え協働的に支援を行った．その結果，コーチング介入を行わなかった5名では期間中にHbA_{1C}（血糖値を反映する指標）が上昇したのに対し，コーチング介入群では低下した．この研究は対象人数が少ないため今後の本格的な結果を待たねばならなかったが，少なくとも，薬物介入より低コストであるコーチング介入が，糖尿病の血糖コントロールに有効である可能性を示した．

一方，Whittemoreら（2004年）[6]は，2型糖尿病女性53名を対象に，通常のケアを実施した群と看護師がコーチングセッションを追加した群とを比較した．コーチング介入は6カ月間に5回の面談によるセッションを行い，その後2回の電話コーチングを行った．その結果，コーチング介入群は通常ケア群に比較して，食事の自己管理の向上，糖尿病に関連した精神的ストレスの軽減，満足度の向上などがみられたが，HbA_{1C}の改善度には差がなかった．これらの糖尿病患者に対する介入研究は，対象者や介入方法が同じではなく，また対象者が少人数であることから，研究結果も異なっている．コーチングが糖尿病患者の生活習慣改善に有益な効果をもたらす可能性は大いに示唆されたが，長期的に糖尿病患者の合併症の発生を予防し健康を維持増進できるかどうかについては，エビデンスを示すまでには至っていない．

Varneyら（2014年）[7]は，2型糖尿病患者94名を対象とし，栄養士が6カ月にわたり電話によるコーチングを行ったランダム化比較試験において，6カ月後のHbA_{1C}，空腹時血糖，拡張期血圧，身体活動において，介入群がコントロール群よりも良好であったが，12カ月後には差がみられなかったと報告した．

長期的な介入を研究として継続することは難しい．また，コーチが介入に専念できるように統制されたセッティングと現実の診療環境（人員，時間，

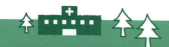

場所）との間にはギャップがある．したがってコーチングが現実の診療のなかで長期的に実施された場合の効果を明らかにすることが重要である．このような背景から，糖尿病患者を対象としたPEACH研究とよばれる大規模な多施設ランダム化比較試験が2007年からオーストラリアで実施され，2013年に報告された[8]．この研究では後述の心疾患研究で効果が実証された電話コーチングプログラムを採用し，2型糖尿病患者に看護師が15カ月間にわたりコーチングを実施した．473名を対象として，介入群には15カ月間に8回の電話コーチングと1回の対面コーチングが予定されたが，実際のコーチングセッション回数の中央値は3回で，25％は1回もコーチングを受けず，18カ月後のHbA$_{1C}$はコントロール群との間に差を示さなかったことから，「処方権のない看護師が（オーストラリアの医療制度・環境において）日常業務に追加する形で実施するコーチングは無効であった」と結論されている．

　糖尿病に先駆けてコーチング介入効果のエビデンスを確立したのは，虚血性心疾患の分野である．2002年にValeらが発表した高コレステロール血症患者を対象とした研究[9]は，保健医療分野におけるコーチング介入効果をエビデンスレベルの高い研究手法で示した初めての研究といってよいだろう．この研究において，コーチング介入群（121名）はコントロール群（124名）に比較して，総コレステロールやLDLコレステロールの値が低くなり，その効果の程度は脂質低下薬に匹敵したことが報告されている．さらにValeらは2003年に792名の心疾患患者を対象にしたCOACH研究（Coaching patients On Achieving Cardiovascular Health）[10]を報告した．この2つの研究では，標準化されたコーチング介入プログラム（コア部分を図に示した）に基づいて，電話によって実施された．このプログラムは上述のPEACH研究でも使用された．COACH研究では，プログラムを実施した群は通常ケアのみの群に比較して，総コレステロールが14 mg/dl多く減少した．さらに，LDLコレステロール，BMI，血圧が有意に多く減少し，喫煙や運動行動の改善率も高かった．この研究によって，虚血性心疾患患者をコーチング手法によって支援することは，総コレステロールや他の危険因子の減少に対して非常に有効な戦略であることが示された．

　これらの研究のほか，地域高齢者の行動変容に看護師によるコーチング介入が有効であったこと[11]，肥満者に対する電話コーチング介入が体重減少に貢献したこと[12]など，さまざまな病態や疾患における効果が公表されている．

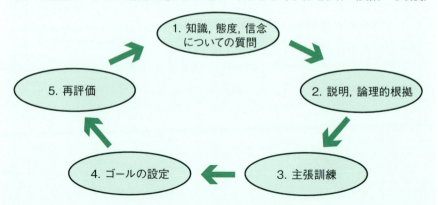

図　心疾患コーチング研究で用いられたコーチングサイクルモデル（文献[9]を改変）

ステージ1：リスク因子に関する知識，態度，信念を確認するために質問する
ステージ2：ステージ1で明らかになった要因についての教育
ステージ3：患者が担当医から必要な情報を得られるよう，また必要な依頼ができるよう，主張訓練を行う
ステージ4：次のコーチングセッションまでに行う行動目標について計画を立てる
ステージ5：前回のコーチングセッションで立てた目標の実行についての評価

わが国における研究はまだ少ないが，柳澤ら（1996年）は，狭心症患者を対象に行動習慣の変更と食事療法・運動療法の実施率向上を目的にグループコーチングを行い，有効であったことを報告している[13,14]．

3　服薬や治療のコンプライアンスに対するコーチングの効果

服薬や治療の遵守・継続を支援する目的でもコーチング介入が行われている．特に精神疾患患者において，コンプライアンスを目的としたコーチング介入研究が進められている．精神疾患患者教育プログラム（電話コーチング介入を含む）に参加した患者では自己効力感と向精神薬の服薬コンプライアンスが向上し再発徴候が減少したこと[15]，地域の薬剤師のコーチング介入によってうつ患者の抗うつ薬への態度やコンプライアンスが向上したこと[16〜18]が報告されている．また，潜伏結核に感染した青年群にコーチング介入を行った群では，コントロール群や通常ケア群に比べて治療を継続する割合が高

かったこと[19]，救急外来にて喘息の治療を受けた子どもの両親にコーチング介入と金銭的インセンティブを組み合わせた介入を行うとコントロール群に比べて受診率が高まったこと[20]が示されている．しかし，後者の研究では受診率が高かったのは直後だけで，その後は差がなかったことも報告された．

コンプライアンスに関連するコーチング介入は，服薬の遵守や治療の継続に短期的な効果を示すようであるが，その人の健康状態に長期的に影響を及ぼすかどうかについてはまだ明らかでないといえる．

4 患者と医療スタッフ間のコミュニケーション改善に向けてのコーチングの効果

コーチングは，患者と医療スタッフ間のコミュニケーションを改善することによって，治療の成果，ひいては患者の健康状態によい影響を与えるであろうと考えられている．このテーマに関する研究も進められている．家族計画の相談に来た女性にコーチング的コミュニケーションをした研究では，通常のコミュニケーションに比較して，対象者の医療者に対する会話量が増えることが示された[21]．

5 間接的介入（患者本人ではなく，親への介入など）の効果

喘息患児の親に対して対喘息のプロセス，コミュニケーション技術，ソーシャルサポート，行動変容戦略について教育し，行動変容のステージごとにゴールを設定してゴール達成のための小さなステップに取り組ませた．初回は対面，その後3カ月は月2回，以後21カ月は月1回電話による上記のコーチングを実施した．その結果，2年以内に入院した患児の割合は，介入群（36.5％）において，コントロール群（59.1％）よりも低かった[22]．この研究グループは，さらに12カ月間にプログラムを短縮し，その効果を948家族を対象として検証した．その結果，介入群はコントロール群よりも，12カ月時までの無症状日数が多く，24カ月時までの救命救急センター受診回数が少なかった[23]．

注意欠如多動性障害（Attention Deficit / Hyperactivity Disorder：ADHD）児をもつ親にコーチング介入をしたところ，カウンセリング支援を行った群や何もしなかった群に比べて，子どものADHD症状が減少したことが報告されている[24]．

6　電子的コーチングツール（eコーチング）の効果

　電子メールとWebツールを使用したコーチング介入プログラムが試みられている．慢性疼痛，うつ，移動障害をもつ患者に対してwebによってワークシート（教育，情報提供，自己管理，動機の向上などを目的としたもの）を提供し，看護師によるEメールを介したコーチングを行ったプロジェクトでは，患者が頻繁にワークシートを活用したことが報告されている[25]．一方，インターネットによるコーチング介入は患者の症状やQOLの改善には至らなかったという報告[26]もあり，eコーチングについてはどのような介入方法がより効果をもたらすのかを，今後さらに検討する必要があろう．

7　これから取り組むべき課題

　保健医療分野におけるコーチング研究は，1990年代後半に実施されたパイロット的な小規模な研究から，2000年以降はエビデンスレベルの高い研究デザインに基づく大規模な研究が実施されるようになった．今後，コーチングが現実の診療に組み込まれていくうえで考えるべき課題を述べて本章を締めくくりたい．

　第1は，コーチングの構造と効果との関係についての問題である．これまで発表された研究は，コーチング介入の方法（媒体，回数，コーチの経験年数，コーチの医療的な役割など）が必ずしも同じではない．現実世界ではこれらの条件は一定ではないことを考えると，一定でない状態である程度のエビデンスが示されていることは重要なことである．しかし，適正なコストでより高い効果を得るために，さらにコーチングの効果を質・量の両面から研究を重ねることが必要であろう．コーチングのどの部分が（あるいはどのような構造が）どのような対象者に効果を示すのか，効果を示さない対象者はどのようなケースか，必要な介入量はどの程度か，などが示されるべきであろう．また，長期的に患者の健康維持増進，健康寿命の延伸などに効果を示すのかどうかについても検討をしていくことが必要であると思われる．

　第2は，コーチングのスタンスの問題である．本章で紹介したHealth Coachingは，コーチングの会話と構造を用いた患者・家族教育であり，目標は健康関連ゴールの達成である．しかし定義に戻るなら，コーチングにおい

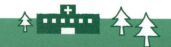

て何が重要事項で，何を話題とするかを決めるのはクライアントである．Ammentorpら[27]は，病態だけではなく人生全体を扱い目標の自己決定を尊重するスタンスで行うコーチングを「Life Coaching」と定義し，2013年にそのシステマティック・レビューを報告した．量的研究と質的研究の両方を検索対象とした結果，4359文献から5つの研究が抽出された．そのまとめとして，介入が自己効力感と自己エンパワーメントを目標としていること，有効性の結論を出すには研究が不足していること，介入のブラックボックスを明らかにするための質的研究が必要であること，が述べられている．5つの研究のうち1つは，脊髄小脳変性症患者を対象として筆者らが行った研究であり，ランダム化比較試験と質的研究の2つの論文にまとめられている．次章にその詳細を記す．

文献

1) Kivelä K, Elo S, et al：The effect of health coaching on adult patients with chronic diseases：A systematic review. *Patient Education and Counseling* **97**：147-157, 2014.
2) 安藤 潔, 柳澤厚生（編）：難病患者を支えるコーチングサポートの実際. 真興交易医書出版部, 2002.
3) 安藤 潔：がん患者を支えるコーチングサポートの実際. 真興交易医書出版部, 2005.
4) McMurray SD, Johnson G, et al：Diabetes Education and Care Management Significantly Improve Patient Outcome in the Dialysis Unit. *Am J Kidney Dis* **40**：566-575, 2002.
5) Sacco WP, Morrison AD, et al：A brief, regular, proactive telephone "coaching" intervention for diabetes Rationale, description, and preliminary results. *J Diabetes Complications* **18**：113-119, 2004.
6) Whittemore R, Melkus GD, et al：A nurse-coaching intervention for women with type 2 diabetes. *Diabetes Educ* **30**：795-804, 2004.
7) Varney JE, Weiland TJ, et al：Effect of hospital-based telephone coaching on glycaemic control and adherence to management guidelines in type 2 diabetes, a randomised controlled trial. *Intern Med J* **44**：890-897, 2014.

8) Blackberry ID, Furler JS, et al：Effectiveness of general practice based, practice nurse led telephone coaching on glycemic control of type 2 diabetes：the Patient Engagement And Coaching for Health (PEACH) pragmatic cluster randomized controlled trial. *BMJ* **18**：347, 2013. doi：10.1136/bmj.f5272.

9) Vale MJ, Jelinek MV, et al：Coaching patients with coronary heart disease to achieve target cholesterol：A method to bridge the gap between evidence-based medicine and the "real world"：randomized controlled trial. *J Clin Epidemiol* **55**：245-252, 2002.

10) Vale MJ, Jelinek MJ, et al：Coaching patients On Achieving Cardiovascular Health (COACH). *Arch Intern Med* **163**：2775-2783, 2003.

11) Bennett JA, Perrin NA, et al：Healthy aging demonstration project：nurse coaching for behavior change in older adults. *Res Nurs Health* **28**：187-197, 2005.

12) Tucker LA, Cook AJ, et al：Telephone-based diet and exercise coaching and a weight-loss supplement result in weight and fat loss in 120 men and women. *Am J Health Promot* **23**：121-129, 2008.

13) 柳澤厚生：虚血性心疾患における脂肪酸代謝をめぐる最近の動向．脂質栄養学 **5**：23-31，1996.

14) 柳澤厚生，森野眞由美・他：虚血性心疾患と脂肪酸代謝ターン―包括的ライフスタイル改善プログラムの効果（第2報）．脂質栄養学 **5**：142-143，1996.

15) Shon KH, Park SS：Medication and Symptom Management Education Program for the Rehabilitation of Psychiatric Patients in Korea：The Effects of Promoting Schedule on Self-efficacy Theory. *Yonsei Med J* **43**：579-589, 2002.

16) Brook O, van Hout H, et al：Impact of coaching by community pharmacists on drug attitude of depressive primary care patients and acceptability to patients; a randomized controlled trial. *Eur Neuropsychopharmacol* **13**：1-9, 2003.

17) Brook OH, van Hout HP, et al：Effects of coaching by community pharmacists on psychological symptoms of antidepressant users：a randomised controlled trial. *Eur Neuropsychopharmacol* **13**：347-354, 2003.

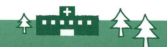

18) Brook OH, van Hout H, et al：A Pharmacy-Based Coaching Program to Improve Adherence to Antidepressant Treatment Among Primary Care Patients. *Psychiatr Serv* **56**：487-489, 2005.

19) Hovell MF, Sipan CL, et al：Increasing Latino Adolescents' Adherence to Treatment for Latent Tuberculosis Infection：A Controlled Trial. *Am J Public Health* **93**：1871-1877, 2003.

20) Smith SR, Jaffe DM, et al：Improving follow-up for children with asthma after an acute emergency department visit. *J Pediatr* **145**：772-777, 2004.

21) Kim YM, Putjuk F, et al：Increasing patient participation in reproductive health consultations：an evaluation of "Smart Patient" coaching in Indonesia. *Patient Educ Couns* **50**：113-122, 2003.

22) Fisher EB, Strunk RC, et al：A randomized controlled evaluation of the effect of community health workers on hospitalization for asthma：the asthma coach. *Arch Pediatr Adolesc Med* **163**：225-232, 2009.

23) Garbutt JM, Yan Y, et al：A cluster-randomized trial shows telephone peer coaching for parents reduces children's asthma morbidity. *J Allergy Clin Immunol* **135**：1163-1670, 2015.

24) Sonuga-Barke EJ, Daley D, et al：Parent-based therapies for preschool attention-deficit/hyperactivity disorder：a randomized, controlled trial with a community sample. *J Am Acad Child Adolesc Psychiatry* **40**：402-408, 2001.

25) Allen M, Iezzoni LI, et al：Improving patient-clinician communication about chronic conditions：description of an internet-based nurse E-coach intervention. *Nurs Res* **57**：107-112, 2008.

26) Leveille SG, Huang A, et al：Health coaching via an internet portal for primary care patients with chronic conditions：a randomized controlled trial. *Med Care* **47**：41-47, 2009.

27) Ammentorp J, Uhrenfeldt L, et al：Can life coaching improve health outcomes？：A systematic review of intervention studies. *BMC Health Serv Res* **13**：428, 2013. doi：10.1186/1472-6963/13/428.

> 執筆

出江紳一（東北大学大学院 医工学研究科 リハビリテーション医工学分野）
鈴鴨よしみ（東北大学大学院 医学系研究科 肢体不自由学分野）
道又 顕　（東北大学大学院 医学系研究科 肢体不自由学分野／一般財団法
　　　　　人広南会 広南病院 リハビリテーション科）
田邊素子（東北大学大学院 医学系研究科 肢体不自由学分野／東北福祉大
　　　　　学 健康科学部 リハビリテーション学科）

第3章 ● 医療コーチングのエビデンス

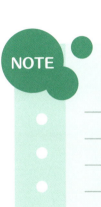

第4章
コーチング技術を応用した神経難病患者に対する心理社会的介入の効果

1　非薬物的介入としてのコーチング

　難治性疾患の患者や家族は，疾病とその予後についての不安のみならず，症状や障害が長期化・重度化するに伴い，経済的な問題や生活・将来についての不安など，多くの問題を抱えることとなる．このような難治性疾患においては，治療法の開発を進めるだけでなく，患者のQOLの向上を図ることが重要であり，限られた範囲ではあるが患者がコントロール能力を回復し無力感を克服して行動の自由が確保できるように援助することが求められる．

　神経難病は，その多くは進行性であり，有効な治療法が少なく，徐々に身体機能の障害をきたす．筋萎縮性側索硬化症，脊髄小脳変性症，パーキンソン病，多発性硬化症などがあるが，神経症状から行動が制限されて廃用症候群や心理的問題など，2次的な障害が発生することが少なくない．実際，パーキンソン病患者の健康関連（health-related）QOL（HRQOL）を調査した研究では，心理的適応が疾患の重症度よりもHRQOLと強く相関したことが示されている[1]．したがって心理的適応を促進することができれば，これら神経難病患者のHRQOLを高めることにつながる可能性がある．

　「コーチング」は，「相手の自発的な行動を促進するコミュニケーションの技術」と定義され，1980年代にアメリカでスポーツ，ビジネス，教育，個人的成長などの分野に導入されて大きな成果を発揮したコミュニケーション形態である．

　コーチングは主に定期的な会話を通して進められる．それぞれのセッションでコーチは，聞く，質問する，承認を与える，提案する，などの会話スキルを用いながら，次の6つのステップを通してクライアントが望む状態に最短の時間で到達できるように援助する．すなわち，①ラポールの形成，②目標の設定，③現状の把握，④目標と現状のギャップ（能力，道具，環境などの不足や脆弱性）の明確化，⑤ギャップを埋めるために必要な行動の計画，⑥行動の結果や経過のフォローを行い，以上のプロセスをコーチングフロー

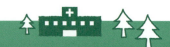

とよぶ．②と③は順不同，あるいは②→③→②と戻ることもある．またコーチングは会話だけで行うのではなく，コーチはインベントリーやメールなどの道具を必要に応じて，そしてクライアントのコミュニケーションスタイルに合わせて柔軟に使用する．

　コーチングにおける会話には双方向性，継続性，個別対応という3つの特徴がある．会話は主にクライアントが話し，コーチが聴くという形で進められるが，コーチは上述のように質問，提案，要望などを適宜行う．このときコーチとクライアントは対等であることが前提となる．また「今，ここで」のコミュニケーションを扱い，目標やその達成度も個別に設定され評価される．

　文献を検索できた範囲で医学誌に介入方法としての「コーチング」が登場したのは1990年代後半である．わが国でも杏林大学の柳澤らは，コーチングと同様の手法を用いたLife-style Improvement Program（LIP）を心筋梗塞後の患者に行い，狭心症発作の減少などを認めた[2]．2000年代からのHealth Coachingの研究としては，糖尿病，高脂血症，がん性疼痛などの患者を対象とした論文があり，それらの多くでコーチングを使うことにより通常の診療だけの場合よりも，それぞれ血糖・脂質のコントロールや，疼痛尺度の結果が良好であったと記載されている（第3章参照）．有効性の機序として，これらの論文では，自己管理の促進，服薬の遵守，医師との意思疎通，治療方針の合意，そして自己効力感の向上などが考えられると述べられているが，証明されていない．

　行動変容ががん性疼痛にも有効であったことは，難治性疾患患者へのコーチングにおいて示唆に富む結果である．がん性疼痛に対する患者教育，コーチング，自己管理に関するシステマティック・レビュー[3]では，患者教育はがん性疼痛の軽減に有効であり，標準治療に組み込まれるべきであると結論されている．そして，患者中心で，個々のニーズに対応し，専門職と患者との関係性に組み込まれ，患者の自己管理能力を高めるような戦略が重要であると述べられており，これはティーチングとコーチングを組み合わせた構造である．

　以上のようにHealth Coachingのエビデンスは蓄積されてきたが，コーチングが難治性疾患患者に与える影響を明らかにした研究は，脊髄小脳変性症患者に対して電話によるコーチング（テレコーチング）介入が，患者の心理的

適応やHRQOLに与える影響を検討した筆者らの研究[4, 5]のみである．なお，これまでの報告では，コーチングの構造が必ずしも明記されておらず，また医療上のアドバイスを行うなど，コーチングというよりはティーチングの要素が含まれていたが，本研究では医療上のアドバイスは行わないことを対象者と合意してコーチングが行われた．つまり本研究におけるコーチングは従来から比較的多く実施されてきたHealth Coachingに対比されるLife Coachingであり，かつランダム化比較試験と質的研究の両方が実施された点が世界的にもユニークであるといえる．

2 脊髄小脳変性症患者へのコーチング介入効果 −ランダム化比較試験−[4]

対象

脊髄小脳変性症患者24人，介入群，コントロール群それぞれ12人とした．選択基準として神経内科外来に通院し，脊髄小脳変性症の確定診断後半年以上経過している20〜65歳の患者で，身辺動作はほぼ自立し，認知機能障害や精神疾患がなく，テレコーチングを希望するものとした．本研究は東北大学大学院医学系研究科倫理委員会の承認を受け，すべての参加者から文書による同意を得た．

方法

介入方法は，3カ月間，全10回，1回15〜30分間の電話によるコーチングとした（図1）．3名のコーチ経験保有医師がコーチを担当した．各対象者を1人のコーチが担当した．また介入の質を均一に保つために週1回15〜30分のコーチ間電話会議をもった．アウトカムはHRQOL尺度であるSF-36日本語版[6]と疾患への心理的適応の尺度であるNottingham

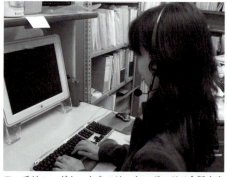

図1　電話によるコーチングの実際

コーチはヘッドセットをつけ，キーボードで会話内容を同時的に，あるいはセッション後に入力した．

Adjustment Scale 日本語版（NAS-J）[7]を用いた．副次的尺度として日常の身辺動作の自立度尺度であるBarthel Indexを評価した．**表1**に本研究におけるコーチングの手順と使用したツールを示す．

対象は介入群またはコントロール群にランダムに割り付けられた．介入群には3ヵ月間のコーチングを行い，コントロール群には3ヵ月間の待機後に

表1　神経難病コーチングの手順とツール

1. コーチングの手順
    1) あらかじめ決めた時刻にコーチがクライアント（患者）に電話をかける．
    2) それぞれのセッションで次のステップを踏み会話を進める．さらに10回のセッション全体がこのステップを踏むように構成される．

❶ アイスブレイク
　●緊張を解き，会話できる状態をつくる．

❷ プレコーチング
　●その日のクライアントの状態，話題にしたいことを聴取する．

❸ コーチングフロー
　●聞く，質問する，承認を与える，提案する，などの会話スキルを用いる．
　●目標と現状を明らかにしていく．
　●目標と現状のギャップを生じているものを明らかにする．
　●必要な技術や道具を備え，あるいは環境を整えるための行動計画を立てる．
　●行動の結果や経過をフォローする．

❹ リフレイン
　●今日はこういうことをしました，と確認する．

❺ エヴァリュエーション
　●今日のコーチングでどのようなことがあったかを尋ねる．
　●評価では，コミットメントが上がったか，視点は変わったか，具体的な提案はあったか，未完了なことが完了したか，に留意する．
　●完了感をもたせるために，宿題を出すことや，「もうちょっと話したいことはあるか」と尋ねることがある．

3) 10回のセッションの流れ
- 第1回はアイスブレイク
- 第2回と第3回はプレコーチングであり，ビジョンメイキング（目標設定）とコミュニケーションインベントリーを行う．1回目終了直後に「2年後のビジョン」ワークシートを郵送し，2回目までに返送していただく．2回目終了直後に「コミュニケーションインベントリー」を郵送し，3回目までに返送していただく．2回目と3回目はそれぞれのワークシートをコーチとクライアントが見ながら進める．
- 早い段階で評価計画を行い，あらかじめコーチングの成果を評価する方法・尺度を決めておく．これは研究のアウトカムとは別に，個々のクライアントに対して行う．
- 4回目終了時と8回目終了時に，クライアントからコーチへのフィードバックを行う．

2. ツール
1) SF-36（健康関連QOL尺度）
下位尺度として，「身体機能」，「日常役割機能（身体）」，「体の痛み」，「全体的健康感」，「活力」，「社会生活機能」，「日常役割機能（精神）」，「心の健康」がある．
2) NAS-J（疾病への心理的適応尺度）
下位尺度として，「不安・うつ」，「自尊感情」，「疾病への態度」，「ローカスオブコントロール」，「疾患の受容」，「自己効力感」がある．
3) 2年後のビジョン（オリジナルのワークシート）
2年後のビジョンに関する6項目の質問に，自由記載で回答する（例：2年後のあなたにとって，大切なものは何だと思いますか？）．
4) コミュニケーションインベントリー（オリジナルのワークシート）
45項目の質問から構成され，援助を頼めるか（例：自分が困っているときも，人に手伝いを頼めない），要望できるか（例：グループ活動で，雑用をたくさん押しつけられても断れない），自分の気持ちを表現できるか（例：人から褒められたとき，嬉しさを素直に表現する），適切な表現ができるか（例：話し合いのなかで人の意見を聞かずに自分の意見を通す）について，「とてもよくあてはまる」から「あてはまらない」までの4段階で回答する．
5) コーチへのフィードバックシート（オリジナルのワークシート）
コーチやコーチングに関して介入対象者が感じたことを尋ねる19項目の質問からなり，「よくあてはまる」から「まったくあてはまらない」までの5段階で回答する（例：コーチは私の価値観や考え方を尊重していた）．

3カ月間のコーチングを行った．コーチングあるいは待機の直前と直後に評価を行った（図2）．

結果

25人がエントリーし，1人が脱落した．脱落理由は疾患の進行により受話器を15分間以上持ち続けることが困難になったためであった．24人で所定

図2 コーチング介入研究のフロー図

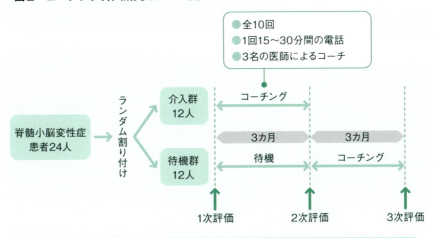

のコーチングセッションが行われ，データ回収率は100％，事前連絡なしのコーチング実施不能は0％であった．表2に参加者の属性を示す．介入群と待機（コントロール）群との間に性，年齢，診断名の差はみられな

表2 コーチング介入対象者24人の属性

年齢	平均（SD）	47.9歳（12.0）
性別	男性（％）	14人（58.3％）
	女性（％）	10人（41.7％）
診断	非遺伝性（％）	5人（20.8％）
	遺伝性（％）	19人（79.2％）

(n=24)

かった．ベースラインのHRQOLは，国民標準値と比較して，全体的に低いQOLを示した．特に「身体機能」，「日常役割機能（身体）」，「全体的健康感」が1SD以上低い得点を示した．一方，「体の痛み」，「活力」，「心の健康」は国民標準値とほとんど変わらなかった（表3）．

介入群とコントロール群のSF-36，NAS-Jのベースライン得点に統計学的有意差はみられなかった．

分散分析で，期間の効果，群の効果，交互作用の検定を行った結果，「活力」，「不安・うつ」，「ローカスオブコントロール」に有意な期間の効果がみられた．これは，介入群もコントロール群も3カ月後に有意に得点が高くなったことを示している．群の効果，交互作用効果はみられなかった．

表3 対象者(神経難病患者)の健康関連QOL:国民標準値との比較

SF-36下位尺度	N	平均値	標準偏差	国民標準値との差 P
身体機能	24	31.1	17.6	< 0.001
日常役割機能(身体)	24	38.8	11.6	< 0.001
体の痛み	24	51.7	11.3	0.462
全体的健康感	24	39.0	7.4	< 0.001
活力	24	46.2	10.8	0.098
社会生活機能	24	41.2	15.0	0.009
日常役割機能(精神)	24	43.1	14.4	0.028
心の健康	24	46.2	11.4	0.115

P値は1標本 t 検定により,各下位尺度の平均値と国民標準値(=50)との差を比較した結果を示す.

次に性,年齢,ベースラインの得点を共変量として共分散分析を行い,介入群とコントロール群の3カ月後の推定平均値を求めた.その結果,介入群はコントロール群に比較して「自己効力感」(自分には必要なことを実行できる力があると感じる程度)が有意に高かった(P=0.037).その他の下位項目には両群間に有意差はみられなかった.

Barthel Indexはベースラインも3カ月後も介入群とコントロール群との間に差はなく,それぞれの群でベースラインと3カ月後との間に差はみられなかった.

対象者の1人はコーチング後に介護保険請求代行サービス会社を設立した.3カ月間のコーチング期間中に思い立ち,計画を立て,コーチング後に通信教育を受けて市場調査を行い,コーチング終了半年後に営業を開始した.この患者は「コーチングのおかげで情報にアンテナを立て,行動に移すことができた」と述べている.

考察

構造化されたコーチングは「自己効力感」を高めると示唆された.また介入・待機にかかわらず,試験に参加すること自体によって「活力」,「不安・うつ」,「ローカスオブコントロール」が改善したと推測された(Hawthorne effect).

本研究では電話によるコーチングを採用した．電話の利点として，遠隔地からの介入が可能で，時間と場所の選択の幅が広いこと，クライアント側からは自分のリラックスできる場所で話しやすいことがある．声の調子から感情を推察できるので表情をみられないことの欠点はあまり問題とならなかったと思われた．欠点として，受話器を持つことが困難な患者は参加できず，実際1人はこの理由で脱落した．

　コーチング介入には個別性が求められるが，研究としては均質である必要がある．事前にコーチング10回の構造を決め，さらに毎週コーチ会議をもったことで介入の均質性が保たれたと思われる．またコーチングのような人による介入においては，研究上の役割を明確にして連絡をスムーズに行う仕組みをつくることにより，介入自体の効果と研究の質を高めることができると考えられる．今後の研究においては，人的資源を含めた事務局リソースを整えることが必要である．

3　脊髄小脳変性症患者へのテレコーチング介入の機能 −質的研究−[5]

　上述のパイロット研究により日常生活動作がほぼ自立している脊髄小脳変性症を対象とした電話によるコーチング（テレコーチングとよぶ）介入により介入対象者の自己効力感が高まることが示された．さらに介入の質を高め，エビデンスレベルの高い研究を遂行するうえで，介入の構造を明確化する必要がある．そこで脊髄小脳変性症患者に対するテレコーチング介入の機能について，介入者および介入対象者の主観的評価を分析し，記述することを目的として次の研究を聖路加看護大学と共同して行った．

対象と方法

(1) テレコーチング介入24例のテレコーチング記録の内容

　脊髄小脳変性症患者を対象としたランダム化比較試験で，コーチング直後に介入対象者との会話を介入者が逐語的に記録した全24例のテレコーチングログについて質的分析を行った．

(2) テレコーチング介入者3人への半構造的インタビューの内容

　前述の「テレコーチング介入研究：脊髄小脳変性症患者を対象とするラン

ダム化比較試験」における全3人のテレコーチング介入者に対して「テレコーチング介入において一番印象的だったこと」,「最も効果的であった技法」,「対象者にとって最も有益であった内容」などの質問を中心に半構造的インタビューを実施し,逐語録を質的に分析した.

(3) テレコーチング介入対象者9人への半構造的インタビューの内容

前述のランダム化比較試験における全24人のテレコーチング介入対象者で,主治医により現在病状が安定していると判断された10人のうち,1人は本研究への参加を辞退し,9人が参加に同意した.同意した9人に対して,「テレコーチング介入において一番印象的だったこと」,「最も有益であった内容」,「現在も役に立っていること」などの質問を中心に半構造的インタビューを実施し,逐語録を質的に分析した.

結果

(1) テレコーチングログから明らかになった10回のセッションの構造

コーチング機能の時期による推移は次のように整理された.

▎第1期▎ アイスブレイク

第1〜2回は,自己紹介やコミュニケーションの特徴を明確化する機能を有していた.会話の内容は介入対象者の研究に参加した理由やコーチング自体への理解,コミュニケーションのスタイル(「タイプ分け™」,p20参照)によってさまざまであった.積極的に話すクライアントの場合,コーチは遮らずに傾聴し,そうでないクライアントの場合は,質問などのスキルによって介入対象者自身の話を引き出すように努めていた.

▎第2期▎ プレコーチング

第2〜4回では,「2年後のビジョン」に関する質問紙,ならびに「コミュニケーションインベントリー」への介入対象者の回答が扱われた.この時期の機能は次のコーチングフロー/リフレインの時期の前半の機能と重なるものであった.

▎第3期▎ コーチングフロー/リフレイン

第4〜9回の前半は,病気や現状に関するネガティブな感情を,言葉で表出できるよう働きかける機能を有していた.絶望感や親族の病気経験と自己の同一化など,さまざまな激しい感情を介入対象者はコーチ(介入者)

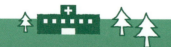

との間で共有していた．その際，コーチは批判をはさまず対象者に強い関心をもっていることを言語的に表現し，対象者に肯定的なフィードバックを行っていた．

後半では，対象者が自らの意欲や変化に関して，ポジティブな言語を表出できるように働きかける機能を有していた．

■第4期■ エヴァリュエーション

第9～10回の時期には，コーチング介入の前後やそのプロセスについてともに振り返って評価し，対象者が今後の展望について語ることができるように働きかける機能を有していた．

A氏の会話記録から

■第1期■
具体的に，これからやりたいことを考えたりすることがそうそうできない．

■第2期■
奥さんと息子にマッサージを試してみたけれど5分も経たないうちに手が震えだしてできなかった．コントロールできないような気がする．

■第3期■
昨日は久しぶりに外を歩いた．妻と．リフレッシュした．外を歩くと気持ちがよい．バランスをとるのにもトレーニングになる．4月末になったら川原にお花見に行きたい．歩く距離を少しずつ延ばす．

■第4期■
「自分を引き出す」という意味に触れたのは新しい経験だった．「やる気」も1年前と比べて圧倒的に出てきた．以前はやる前から諦めていた．とにかくやってみることにした．何カ月か前とは別人になった．

(2) テレコーチングの機能に対するコーチ（介入者）の評価

①傾聴する
対象者にとって，自分の考えや感情について他者に関心を注がれ，話を聞いてもらう機会を定期的にもつことは有効に働いたとコーチはとらえていた．

②承認する
対象者自身が自分の努力や長所などを確認したり，自分が与える他者への

肯定的な影響について気がついたりする機会となるという側面において，承認することの積み重ねが効果的に働いたとコーチはとらえていた．

③潜在するビジョンへの気づきを促す

対象者のコミュニケーションの特徴に応じて，適切なタイミングで答えやすい具体的な質問を積み重ねることにより，対象者自身が新しい視点に気づき，潜在していたビジョンについて考えるきっかけになるとコーチは認識していた．

④肯定的な側面や異なる視点への気づきを促す

対象者の語りをありのまま受け止めたうえで，介入者から異なる視点を具体的に提案することは，対象者が自身のビジョンに照らした具体的行動を考える過程において，効果的に働いたとコーチは認識していた．

(3) テレコーチングの機能に対する介入対象者の評価

①日常生活の場で自分の話ができる

対象者は，テレコーチングを受けることによって，自分自身に関心を寄せられ，話を遮らず聞いてもらう機会そのものや，自宅という日常生活の空間でリラックスして会話できることを，肯定的に評価していた．

> 「なんか受け入れられている気がして．熱心に聞いてくださったんで．相手が答えを出さないんです．黙って聞いていてくれる．それだけでもなんかすごくいいと思います．聞いていてくれる人がいると思うだけで．やっぱり電話ですと，自分の部屋で都合のよいときにできる．相手が見えないからリラックスできたのかなと．」

②新たな視点に気づく

対象者は，テレコーチングを受けることで，自分がやりたいことや自分にできることが何かについて改めて考え，新しい見方に気づくことを肯定的に評価していた．

> 「コーチングをやって，重苦しい感じから，なんか解放されたというか，突き放されたという実感がしています．何年か経って，やっぱりあの電話のやりとりの内容というのは，自分のためになっていたんじゃないかなあって．やっぱり自分からやってみようという気に……．病気だからなんにもできないじゃなくて，絶対できることがあるんだって．」

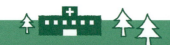

③自分ができることを新たに始め継続する

　対象者は，テレコーチングを受けることによって，自分にできる範囲で具体的に新しいことを始めるきっかけになったことについて，肯定的に評価していた．また，自分で決めた課題について定期的に尋ねられたり，自分自身の変化や努力を認められたりすることが継続できた一因であったことについて，肯定的に評価していた．

> 「その前は，何かしなくちゃあとわかっていても，実際しなかったんですよね．やっても，すぐやめてしまったんですけど．コーチングを受けてから，やらなくちゃあと思うようになって．……来週もまた聞かれるから何かしなくちゃ，考えとかなくちゃ，という感じですよね．」

☕ 考察

　テレコーチング介入の全体を通じて効果的に働いていた機能は，コーチには「傾聴する」「承認する」と認識され，対象者には「日常生活の場で自分の話ができる」と認識された機能のようであった．1クール全体を通して，対象者が表出する絶望感，ネガティブな感情，親族の病気経験と自己の同一化など，さまざまな激しい感情が介入者と対象者との間で共有されていたが，その際，介入者が，対象者の語りに批判をはさむことなく，強い関心をもっていることを言語的に表現し，対象者に肯定的なフィードバックを行っていたことが特徴的であった．このように，対象者が将来展望や病気の困難性に関するネガティブな感情表出をする一定の期間を経て，目標や変化などポジティブな感情を表出するようになることが示唆された．

　このようなことから，テレコーチングにおける「傾聴」「承認」の技法は，対象者がネガティブな感情を安心して表出できることによる信頼関係の構築や，ポジティブな感情を支持・強化されることに寄与している可能性があることが示された．

　難治性疾患患者に対するコーチングの意義として，「自分自身に潜在していた目標や希望に気づく」という機能の重要性が示唆された．対象者の病状や精神的なコンディションに応じてコーチング期間を長期的に設定することによって，難治性疾患患者に対するコーチングの可能性は広がると考えられる．

文献

1) Suzukamo Y, Ohbu S, et al：Psychological adjustment has a greater effect on Health-related QOL in Parkinson's disease than severity of disease. *Movement Disorder* **21**：761-766, 2006.
2) 柳澤厚生, 森野眞由美・他：虚血性心疾患と脂肪酸代謝—包括的ライフスタイル改善プログラムの効果（第2報）. 脂質栄養学 **5**：142-143, 1996.
3) Lovell MR, Luckett T, et al：Patient education, coaching, and self-management for cancer pain. *J Clin Oncol* **32**：1712-1720, 2014.
4) Izumi S, Ando K, et al：Effect of coaching on psychological adjustment in patients with spinocerebellar degeneration：A pilot study. *Clin Rehabil* **21**：987-996, 2007.
5) Hayashi A, Izumi S, et al：Analysis of subjective evaluations of the functions of tele-coaching intervention in patients with spinocerebellar degeneration. *NeuroRehabilitation* **23**：159-169, 2008.
6) Fukuhara S, Bito S, et al：Translation, adaptation, and validation of the SF-36 Health Survey for use in Japan. *J Clin Epidemiol* **51**：1037-1044, 1998.
7) Suzukamo Y, Kumano H, et al：Development and validation of "The Nottingham Adjustment Scale Japanese Version" which measures psychological adjustment to the visual impairment. *Jpn J Psychosom Med* **41**：610-618, 2001.

執筆

出江紳一（東北大学大学院 医工学研究科 リハビリテーション医工学分野）

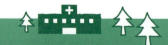

第4章●コーチング技術を応用した神経難病患者に対する心理社会的介入の効果

第5章 医療マネジメントとコーチング

1 はじめに

　コーチングは，相手（クライアント）の目標を達成するための自発的な行動を促進するコミュニケーションであり，一方向性の教示ではなく，コーチとクライアントの間で双方向性の対話が交わされる．コーチは傾聴し，承認によって相手への関心を示し，その人の物語を引き出し，聞き分け，質問によって別の視点を与え，選択肢を増やす．また，1回限りの対話ではなく，行動の結果を振り返り継続的にかかわる．

　筆者らは2002年ごろから研究テーマとして，コーチングの構造と機能の解明，医療への応用に取り組んできた．学び始めた当初は，「リハビリテーション科の診療において患者の目標達成を支援するコミュニケーション」とコーチングを位置づけたが，その後研究を進め，多職種連携医療における人材育成や組織開発への応用を研究するに至っている．**図1**にコーチングの臨床応用に関する筆者らの研究の概要を示す．患者をクライアントとしたコーチングが役に立つことがわかったため，保健医療福祉職および学生にコーチングを教えるプログラムを実施し，その有効性と限界を示した．また，コーチングが企業の人材育成に活用されていることから，医療組織への導入を着想した．

　コーチングというコミュニケーションを通して学ぶのは患者だけではない．医療者側がコーチングを通して患者とともに学び成長することができると考えている．聞く力の向上は診断力や，診療行為にかかわるマネジメント能力の改善につながるであろう．また，医療者個人と患者とのコミュニケーションだけではなく，医療チーム内のコミュニケーションも患者ケアに影響する．

　本章では，人材育成，組織開発，患者安全にコーチングを導入して得られるメリットとその限界，コーチングを活用する際の留意点などについて解説する．

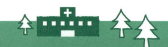

図1　東北大学におけるコーチング研究の概要

①患者をクライアントとしたコーチングの効果と機能
- Clinical Rehabilitation 21：987-996, 2007.
- NeuroRehabil 23：159-169, 2008.

②保健医療福祉職・学生にコーチングを教育した効果
- ISRN Nursing, 2012. ID 430560.
- Jpn J Compr Rehabil Sci 4：47-54, 2013.
- Int J Phys Med Rehabil 1：174, 2013.

③医療組織にコーチングを導入し，コミュニケーションスキル，組織活性度，患者安全の関係を検討
- 医療の質・安全学会誌 11：39-45, 2016.
- 2011年度文部科学省事業「チーム医療推進のための大学病院職員の人材養成システムの確立」
- Jpn J Compr Rehabil Sci 8：88-97, 2017.

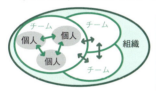
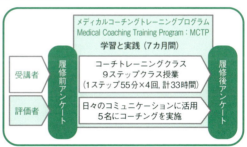

2　人材育成とコーチング

　筆者らが実施してきたコーチングの教育研修から得られた知見を紹介し，人材育成におけるコーチングの意義と活用のポイントを述べる．

(1) 医師のコミュニケーション能力と脳卒中患者のQOL

　慢性期の脳卒中患者を診療する医師を対象とした2日間のコーチング教育研修会の前後で医師のコミュニケーション能力と患者の健康関連QOLを調

査し，両者の関係を検討した[1]．その結果，医師のとるコミュニケーションに対する患者の満足度，患者にとって医師が目標設定と行動化を促進してくれていると感じる度合い，患者の健康関連QOLは，それぞれ，研修前に比べて研修後に高い値を示した．そしてコミュニケーション満足度および目標達成と行動化の改善の有無は，それぞれ健康関連QOLの改善と関係した．この結果から，医師のとるコミュニケーションの改善は患者のQOL向上に寄与すると推察された．

(2) 介護予防ケアマネジメントにおけるコーチングの応用

介護予防に携わる保健師職を対象として，教育研修の質・量の違いが教育効果に及ぼす影響を検討した[2]．その結果，1日の集合研修に加えて電話会議システムを用いたフォローアップ研修を継続した群は，研修を受けないコントロール群に比べてパフォーマンス期待（performance expectancy）が向上したが，集合研修のみの群とコントロール群との間には差がみられなかった．本研究実施後，コーチングを活用したケアマネジメントが実践され，その事例集が出版された[3]．**図2**は本研究事業に参加した保健師職によって作成された介護予防にコーチングを活用する概念図である．目標と現状の間の

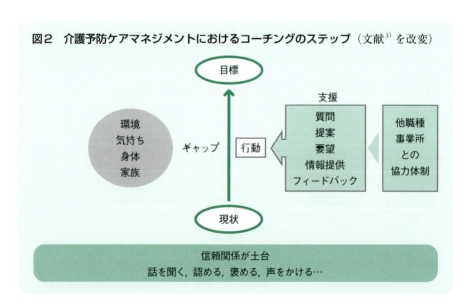

図2　介護予防ケアマネジメントにおけるコーチングのステップ（文献[3]を改変）

ギャップの着眼点や支援内容，そして土台に信頼感を置いていることに当事者ならではのリアルさが感じられる．コーチングを知識として理解するだけでは実践は難しい．自らの現実の臨床環境（リアル・ワールド）のなかにコーチングという新しいアプリケーションをインストールして活用する知恵が大切であることを本事例集は教えてくれる．

(3) 医療系学生に対する授業の効果

理学療法士・作業療法士の養成校において，初めての臨床実習に出る前の2年次学生を対象とした研究を行った[4]．その結果，1回100分，6回の授業でコーチングを学んだ群は，当該授業を受けなかった群と比較して，臨床実習直前の状態不安の増大が抑制された．

学生のコミュニケーションスキルは，**表1**の12項目の合計60点満点で評価した．この表は自己評価の評価項目であるが，各項目の「相手」を「私」に置き換えることにより他者評価の評価項目となる．先行研究[1]から4つの下位尺度得点（「態度」「傾聴」「承認」「提案」）を算出できる．他者評価は授

表1 コミュニケーションスキル 評価項目（自己評価）（文献[4]を引用）

1	相手の話を良く聞いている
2	相手が話しやすくなるような言動をとっている
3	相手が自由に安心して答えられるように質問をしている
4	相手が自分で行動できるように話している
5	相手が受け取りやすい内容を話している
6	相手の考えを尊重し，承認している
7	相手が安心して話せる環境（表情，視線，声のトーン，姿勢，距離など）を作っている
8	相手が話すことを受け止めている
9	相手が受け取りやすい提案や要望をしている
10	相手の性格や特徴を理解している
11	相手の性格や特徴に合わせた話し方をしている
12	相手とのコミュニケーションを大切にしている

参加者はそれぞれの項目について，「全くその通り」（5点）から「ぜんぜんあてはまらない」（1点）までの5段階で回答し，合計点が算出された．CS：コミュニケーションスキル．他者評価では，「相手」を「私」に置き換えた評価票を使用した．

業受講群に対してのみ実施し，1人の受講者につき8人のランダムに選ばれた同学科学生が評価した．

学生のコミュニケーションスキルの自己評価スコアは向上したが，授業群とコントロール群との間に差を認めなかった．また，自己評価の改善はベースライン時から授業期間直後までの間に生じ，その後に変化はみられなかった．一方，他者評価スコアはベースラインから授業期間直後までの間は変化せず，授業期間直後から1カ月後までの間に向上した．

自己評価スコアは，「態度」「傾聴」「承認」「提案」の4つの下位項目すべてが改善したが，他者評価では「提案」を除く「態度」「傾聴」「承認」の3つの下位項目が改善した．

本研究の結果は，コーチングというコミュニケーションを交わす環境で過ごすことが心理面でもメリットがあることを示唆する．相手の話を聞き，自分の話を聞かれることにより，初めての臨床実習といった環境の変化に伴うコミュニケーションへの不安が軽減するのかもしれない．それに加えて，コミュニケーションスキルを習得したという自信も学習者の心理的状態によい影響を及ぼした可能性がある．

他者評価スコアが改善した時期から，他者からみて受講者のコミュニケーションスキルが改善したと認識されるには，受講者が授業期間後も継続してスキルを使うことが必要であると推察される．さらに「提案」はリーダーシップに必要なスキルであると思われるが，学校生活のなかでは発揮されにくい，あるいは習得することが難しいスキルなのかもしれない．

(4) 指導医による研修医のコーチング

厚生労働省の「医師の臨床研修に係る指導医講習会の開催指針」（平成26年一部改正）のなかで，指導医が身につけるべき指導方法および内容の例として，コーチングを含む次の項目があげられている[5]．

> フィードバック技法
> コーチング
> メンタリング
> メンタルケア

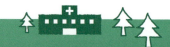

> プロフェッショナリズム
> 根拠に基づいた医療（Evidence-based Medicine：EBM）
> キャリアパス支援
> 出産育児等の支援体制

　このなかで，フィードバック技法はコーチングスキルの1つであり，プロフェッショナリズムに関連して，コーチングの研修項目に自己基盤やアカウンタビリティが含まれている．アカウンタビリティとは，「現状を打破し，求める成果を達成するまで，自分が問題の当事者であると考え，自分の意志で主体的に行動しようとする意識．すなわち，自分の意志で，現実を見つめ，問題に当事者として取り組み，解決策を見出し，その解決策を実行しようとする意識」を意味する[6]．
　一方，研修医には，医療技術だけでなく，医療面接やチーム医療のなかでのコミュニケーション力が求められる．そこで私たちは，指導医がコミュニケーション教育にコーチングを使うことにより，研修医のコミュニケーション力が向上するかどうかを看護師からの評価により検討した[7]．内容の詳細は第7章に述べられている．

(5) ティーチングとコーチング
　成人教育の場ではすでに医学教育を含めてコーチングが広く活用されている．「Coaching in Medical Education：A Faculty Handbook」は，アメリカ医学協会（American Medical Association）が公開した医学教育におけるコーチング活用ガイドである[8]．同ハンドブックは卒前教育に重きを置いているが，卒後研修，さらには生涯教育においても活用できるという．これは医学教育においても専門知識や技術を教える教育だけではなく，学習者の主体性や潜在能力を引き出す教育の重要性が認識されていることを意味する．同ハンドブックによれば，academic coachの役割は，学習者が自分のパフォーマンスと成長の必要性を熟考し，望まれる成果への洞察を得ること，および主体的に自分のニーズと合致する目標を達成することを支援することである．
　現代は，職場の環境や正しいとされる知識が急速に変化し，多様性が当たり前という状況にある．このような状況に教育や人材育成を対応させるため

には，ティーチングとコーチングの使い分けが鍵になると思われる．第7章に図示されているように，重要だが緊急性の低い場面が，コーチングが最も重要となる領域である．緊急性が高ければティーチングが適切である．また，職務のリスクが高くてもクライアントの能力が高ければコーチングが非常に有効であるが，能力が低い場合はティーチングが必要である．コーチは問いを発してクライアントの視点を変えさせるが，その答えを考えるのはクライアントであってコーチではない．コーチは未来に向かってクライアントが何を欲しているのかを問いかけ，クライアントにとってその目標や成果がもつ意味を問う．これは専門家としてのアドバイスとは全く異なるかかわりである．成人教育における指導者は，エキスパートであり，かつコーチであることが求められているのである．

教育・指導とともに医療現場でコミュニケーションが鍵となるのは多職種連携である．指導医と研修医といった単一職種間の教育だけでなく，職種や職域を超えた相互の学び合いや多職種連携医療にコーチングは活用できないだろうか．筆者らはそのように考え，東北大学病院において，事務職を含めて組織にコーチングを導入し，コミュニケーションと組織活性度や患者安全との関係を検討したので，その結果の一部を次に紹介する．

3 医療組織へのコーチング導入

(1) コーチングによる組織開発

東北大学病院のチームリーダーの立場にある職員（医療職および事務職）を対象として，7カ月間にわたるコーチング研修プログラムを実施した[9]．本プログラムは，電話会議システムによるクラス（表2）で学んだスキルを用いて，受講者が職場の重要関係者の目標達成を支援するものである．また研修期間中，受講者はプロのコーチによる1対1のコーチングを受けた．その結果，チームメンバーによる他者評価で受講者のコミュニケーションスキルは研修後に有意に向上したが，受講者のコミュニケーションスキルが向上したと評価した向上評価者群が55.0％，向上しなかったと評価した非向上評価者群が45.0％であった．向上評価者群では組織活性度が高まり，非向上評価者群では低下した（図3）．このことから，受講者のコミュニケーションスキルが部下や同僚に伝わる形で実践できた場合に組織活性度が高まると推

表2　クラス授業の内容（文献[12] を引用）

	モジュール名	内容
1	観察とタイプ分け	相手のコミュニケーション・スタイルを理解するためのツール
2	関心を持って聞く	聞くことの目的と方法，聞くための環境作り，会話の流れ
3	信頼関係を築く	コミュニケーションの原則，会話の環境作り，相手への関心
4	戦略的質問	相手の視点を移動させ選択の幅を拡げる効果的な質問
5	アカウンタビリティ	主体的に考え，行動する意識
6	ファウンデーションを築く	身の回り，仕事，健康，人間関係の未完了事項を完了させる
7	影響力	承認，提案，要望のスキル
8	ケーススタディ	参加者同士によるコーチング
9	医療にコーチングを活かす	医療チームのリーダーシップ，医療面接におけるコーチング

察される．

(2) 患者安全と関係するコーチングのスキル

　患者安全は医療の最も基本的な前提である．米国医療の質委員会は医療機関が安全システムを設計するときの原則として次の5つをあげている[10]．
　①患者安全を医療機関の最優先目標とし，それに全職員が責任をもつリーダーシップの構築
　②人間の知的・身体的限界に配慮したシステム設計
　③職員のチーム・トレーニングと患者参加による有効なチーム機能の強化
　④事故防止と修復のシステム設計，およびシミュレーション研修による不測の事態への備え
　⑤エラーの報告，自由なコミュニケーション，および学習を支援する環境
　このなかで，①は職員の当事者感覚と，②は患者安全システムと，③④は教育・研修と，⑤は組織内コミュニケーションと関連している．これらは目標設定，職員教育，職場環境向上に責任をもつ管理者のマネジメント能力と関連する．
　多様な専門職が目標を共有し協働するチーム医療においては，各職種の自

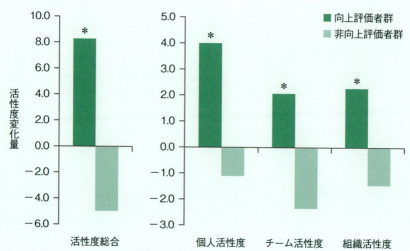

図3 他者評価による受講者のコミュニケーションスキルと組織活性度との関連
（文献9）を引用）

向上評価者群では組織活性度がいずれも向上したのに対して，非向上評価者群では組織活性度が悪化した．＊：$P<0.001$．
向上評価者群　　：受講者のコミュニケーションスキルが向上したと評価した群
非向上評価者群：受講者のコミュニケーションスキルが変わらない，または低下したと評価した群

律性と職種間の緊密な連係が重要である．したがって患者安全を含めた医療の質にチームワークは大きな影響を及ぼすと考えられ，またチームワークの形成や維持に管理者は重要な役割を果たすと思われる．その際，管理者にはどのようなマネジメント能力やコミュニケーションスキルが必要なのであろうか，そして，そのコミュニケーションスキルは患者安全のどのような側面に影響するのであろうか．

　ところで，時間と空間と目的が限定された手術のような場面でのチームワークと，長期にわたり構成員が多面的に活動するチームワークとは異なる．Varpioら[11]は，チームを構成する多様な専門職が，それぞれに目標をもち，個人的な問題を抱え，所属部署の規則に縛られ，さらに，地域とのかかわりのなかで生きている複雑性を理解することが，職種間コミュニケーションと

医療過誤との関係を明らかにするために必要であると指摘した．筆者もその考え方に賛同するものであり，医療組織のなかにチームワークや患者安全を文化として定着させる方策として，コーチングを着想した．

コミュニケーションスキルと患者安全文化との関係を明らかにすることを目的として行った研究[12]の結果を紹介する．本研究は，東北大学病院が2011年度文部科学省事業「チーム医療推進のための大学病院職員の人材養成システムの確立」に採択されて実施された．提案した課題名は「高度専門医療チーム活性化システムの開発」である．2011〜2013年度にわたり，東北大学病院常勤職員合計57名が前項と同じ研修プログラムを受講し，各受講者が職場の重要関係者約5名（協力者，合計285名）を選んで協力者の目標達成を支援するコーチングを実践した．協力者は当該受講者のコミュニケーションスキルと患者安全文化とを質問紙により研修の前と後に評価した．コミュニケーションスキル評価にはコーチング・スキル・アセスメント・プラス（CSAplus，表3）を用いた．CSAplusは，12カテゴリ24質問項目について，7段階で評価する尺度である．患者安全文化の評価には，12因子42項目に6件法（5段階と「該当しない」）で回答する患者安全文化尺度日本語版（以下患者安全文化尺度）[13,14]を用いた．

欠損値のあるものを除外し259名を解析した結果，患者安全文化の向上とCSAplusの「提案・要望」の向上とが関係した．また「提案・要望」のスキルの向上は患者安全文化尺度の「上司の安全に対する態度や行動」「過誤に対する非懲罰的対応」の向上と関係した．この2つは患者安全文化尺度（部署レベル，病院全体，アウトカムの3つに分かれる）の部署レベル因子であり，他の部署レベル因子である「オープンなコミュニケーション」「エラー後のフィードバック」「組織的‐継続的な改善」「部署内でのチームワーク」が同僚間のコミュニケーションとのかかわりが比較的強く，「人員配置」が外的制約であるのに対して，管理者の部下に対する日常的なコミュニケーションと密接に関連するように思われる．本研究の結果は，リーダーによる日常的コミュニケーションが関連する患者安全文化尺度の因子の向上に，「提案・要望」のスキルの向上が関係することを示唆する．ただし，このことは他のスキルが不要であることを意味するのではなく，「傾聴」「承認」「質問」などの基本的スキルが活用されたうえで「提案・要望」が患者安全文化の向上に寄与したと解釈するべきであろう．

表3　CSAplusの質問項目

カテゴリ	質問内容
観察	対象者は私の変化や成果に気付いてそれを伝えている
観察	対象者は私の考え方や価値観を理解している
個別対応	対象者の話し方，ほめ方などは，私の性格や特徴に合ったものである
個別対応	対象者は私の強みや得意分野を引き出し，伸ばしている
コーチングフロー	対象者は私との話をあいまいに終わらせず，結論を出している
コーチングフロー	対象者は話題が発散しすぎず，目的を持って私との会話を進めている
聞く	対象者は私の話を途中でさえぎったり，否定することなく最後まで聞いている
聞く	対象者は結論を急がせたり先取りすることなく，落ち着いて私に話をさせている
ノンバーバル	対象者は私にとって話しやすい・相談しやすい雰囲気である
ノンバーバル	対象者は私に対してうなずき，あいづち，あいのてなど，反応をまじえながら応じている
フォローアップ	対象者は私と定期的に話す場を設けている
フォローアップ	対象者は私の目標の進捗についてその人と話をしている
アクノレッジメント	対象者は私からのメールや電話の連絡にタイムリーに返答している
アクノレッジメント	対象者は私にねぎらいの気持ちを伝えている
質問	対象者は自分の考えを伝える前に，まず私の考えを尋ねている
質問	対象者は私に気付かせたり，自発的に考えさせたりする質問をしている
提案・要望	対象者から私への提案や要望，主張の内容は，明確でわかりやすい
提案・要望	対象者は私をやる気にさせる提案や要望をしている
フィードバック	対象者は自分の行動についてのフィードバックを自ら求めている
フィードバック	対象者は私が目標に対して順調に進んでいるか，フィードバックをしている
他者支援	対象者の関わりが私の目標達成を促進している
他者支援	対象者は私の成功や成長を支援している
目標設定	対象者と私は組織全体の方向性を共有している
目標設定	対象者は私の目指している目標を知っている

注意：
・この質問紙に関する著作権その他一切の権利は株式会社コーチ・エィに帰属します．
・質問紙の複製，改変，転写，転載，改ざん，二次利用，部分利用およびこれらに準ずる行為を固く禁じます．
・商用利用と関係しない学術目的での利用において，利用を許可する場合があります．利用希望の場合は事前に株式会社コーチ・エィの許諾を得てください．

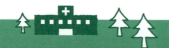

本事業の実施にあたり留意したのは次の3点である．
①事業の目標を明確に受講者に伝える．
②コーチする職場の協力者を受講者が吟味して選ぶ．
③受講者は協力者の目標達成を支援する．

　これにより，チーム医療の促進を通して病院理念を実現するという本事業の目標を受講者が明確に意識しながらコーチングを学び実践することを期待した．別の言い方をすると，個人がコーチングを勉強するのではなく，組織にコーチングというコミュニケーションが交わされる文化を醸成することを意図した．上から与えられたゴールではなくそれぞれのゴールを目指すこと，チームワーク，病院理念の実現という3者がリンクする仕組みをつくることに組織へのコーチング導入は貢献できると考えている．

4 タイプに合わせたスキルの使い方

(1) タイプ分け™のスキル：自分と相手のタイプを知る

　コミュニケーションはキャッチボールである[15]．キャッチボールをするときに，相手が受け取りやすいボールはどのようなものかを考えるのと同じように，相手のコミュニケーションスタイル（タイプ）に注意を払うことは，他のコミュニケーション同様，コーチングにおいても大切である．

　ここでいうタイプとは，コミュニケーションのスタイルであって，性格ではない．性格は遺伝子と成育環境によって形成され，当然コミュニケーションに影響する．しかし，自分のコミュニケーションスタイルは相手によって変わることがあり，また意図的に選択することも可能である．相手のタイプに合わせてコミュニケーションを交わすとはどういうことか．とりあえずここでは，コミュニケーションを，情報，質問，提案，要望のいずれかであるとする．たとえば情報を求めている人がいたとして，その人が早く判断することを重視するのか，細部の正確さを重視するのかで，情報の提示方法は異なる．質問をする場合，合意を重視する人には，最初から意見の違いを際立たせる問いは答えにくいだろう．一方，正確さを重視する人には，何を問うているのかを明確にする必要がある．提案や要望は相手に採否の決定権があるが，自分で判断したい人にする場合には，特にそのことに配慮する必要がある．

ところでタイプは百人百様であり，コーチは相手に関心をもち，その人をよく観察する必要がある．コーチングを学習する過程では，どこに着目して観察すればよいかを示すガイドとして，**図4**のタイプ分け™が役に立つ．ここではコミュニケーションスタイルを自己主張と感情表出という2つの軸によって，タイプを次の4つに分ける[16]．

　①コントローラー：自己主張が強く，感情表出が低いタイプ．大切にしているのはスピードと判断である．
　②プロモーター：自己主張が強く，感情表出が高いタイプ．人に影響することを大切にしている．
　③アナライザー：自己主張が弱く，感情表出が低いタイプ．正確さを大切にしている．
　④サポーター：自己主張が弱く，感情表出が高いタイプ．大切にしているのは合意である．

　相手のタイプを想像できると，意図的に投げるボール（コミュニケーション）を選択したり，相手から来るボールを予測したりできるようになる．また，自分のタイプを認識すれば，自分が投げているボールが相手にどのように届いているのかを想像できたり，相手のボールを受け止める心構えを準備できたりする．これはチーム医療のマネジメントにおいて，コミュニケーションというキャッチボールの可能性の幅を広げ，質を高めるのに役立つであろう．

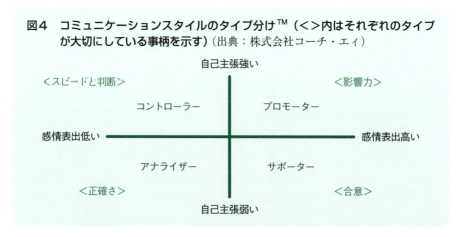

図4　コミュニケーションスタイルのタイプ分け™（<>内はそれぞれのタイプが大切にしている事柄を示す）（出典：株式会社コーチ・エィ）

注意していただきたいのは，タイプ分け™は1つの道具であり，味覚に喩えると「甘い」「辛い」「しょっぱい」「苦い」「酸っぱい」のようなものといえる．味はこの5種類のどれかにあてはまるのではなく，それらが複雑に混じり合ったものである．タイプ分け™を使いこなし，さらに相手がどのような人なのか，わかった気にならずに，興味をもち続けることが大切である．

(2) マネジメントにタイプ分け™のスキルを使う

第4章で，クライアントが認識していたテレコーチングの機能は，「日常生活の場で自分の話ができる」「新たな視点に気づく」「自分ができることを新たに始め継続する」ことであると述べた．「日常生活の場で自分の話ができる」は，「リラックスして自由に自分の話ができる」と解釈できるだろう．以下，マネジメントにコーチングを活用する際に，タイプ分け™のスキルを使うポイントを，コーチングの3つの機能ごとに，解説する．

①自由に話せる場をつくる

チームメンバーとの面談や会議では，参加者からできるだけ多くの考えや意見を引き出すことが大切である．もし参加者のなかに黙っている人がいたら，マネジメントを行う者は，何がその人を黙らせているのかに注意を向け，対処する必要がある．ここでは，タイプごとに話しにくくなる理由を考えてみることにする．

▌コントローラー▌

自分が優位な立場に立ち，その場をコントロールできるとわかるまで口を開かない．褒めると警戒する．自分がそうなので，他人や他人がしたことをあまり褒めることはない．また，他人の意見に追従的に同意する発言は稀である．

▌プロモーター▌

ダメ出しされると黙る．いきなり各論的で間口の狭い質問をされると話す意欲が低下する．

▌アナライザー▌

正確さを重視するため，正しい回答を表出するのに考える時間が必要である．間口の広い質問をされると混乱することがある．

■ **サポーター** ■
　異論を唱えるのが苦手である．

　管理者である読者がチームメンバーのタイプごとに注意するポイントを述べたが，管理者が自分のタイプを知り，相手は自分とは違うかもしれないと承知しておくことも大切である．以下は，自分と相手の違いを認識しないことによる失敗例である．

■ **管理者がコントローラーで，会議の司会者** ■
⇒プロモーターに対して，「今議論しているのはそのことではありません」と話の自由度の幅を狭める．
⇒アナライザーに対して，「結論から述べてください」と急かす．
⇒サポーターに対して，「それで」と冷たい相づちで先を促す．

■ **管理者がプロモーターで，会議の司会者** ■
⇒コントローラーに対して，「ところで，あの話ですが…」と，同意なく話題を切りかえる．
⇒アナライザーに対して，「そういう細かいことはいいですから」と，詳しい筋道立った説明をあまり聞かない．
⇒サポーターに対して，「これでいいですか？」と聞く，あるいは「いいですよね」と同意を求める（サポーターが「ノー」と言う自由を制限する）．

■ **管理者がアナライザーで，会議の司会者** ■
⇒コントローラーの結論的な発言内容に苛立ってしまい，有用なアイディアを拾い上げ損なう．
⇒プロモーターの発散的な発言内容に苛立ってしまい，否定的なコメントによって，次の発言の芽を摘んでしまう．
⇒サポーターの様子見的な発言内容に苛立ってしまい，会議全体の協調性に対するサポーターの貢献に気づかない．

■ **管理者がサポーターで，仕事の依頼や進捗を尋ねる場面** ■
⇒コントローラーに対して，「調子はどうですか．もし忙しかったらいいんですが，○○さんが体調を崩して他に頼める人がいないもので，できたらこの書類のコピーをお願いできますか？」と外堀から埋めるような頼み方をする．

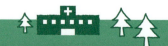

⇒プロモーターに対して,「面倒な雑用をお願いしてすみませんが,例の書類はできていますか？」と,仕事のインパクトを低く評価し,かつ窮屈感を与える質問をする.
⇒アナライザーに対して,「仕事の調子はどう？」と,ただ相手への関心を示すだけの漠然とした質問をする.

②新たな視点に気づかせる（視点を変える）
　視点を変えるには,戦略的な質問が有効である.それでは,視点を変えるような質問とはどのようなものだろうか.また,タイプによってどのように使い分けたらよいのだろうか.

▌コントローラー▌
　質問されて主導権を奪われることを嫌う.質問というよりは,教えを請うような表現を用いるとよい.また,褒めすぎると,かえって警戒される.
▌プロモーター▌
　未来のビジョンを自由に描くことを好むが,計画の細部を組み立てるのは苦手.質問されることを好むが,答えが収束しにくい傾向がある.
▌アナライザー▌
　具体的な質問に,正確に答えるタイプ.主観的な意見や情緒的な側面を問われるのは苦手.
▌サポーター▌
　肯定してほしい,関心をもってほしいという欲求が強い.肯定的なメッセージを投げかけられて安心した状態で質問を受けると,相手の顔色をみた回答ではなく,自由な発想を表出することができる.

　ここでもタイプの違いを認識しないことによる失敗例を紹介する.

▌管理者がコントローラーで，部下のリーダーシップを伸ばしたいと考えている▌
⇒プロモーターに対して,「若手には目標をしっかりもたせることが大切です．今までどんな風にしていたのですか？」と,やり方を押しつけたり,過去の問題点を指摘するように問いかけたりする.

⇒アナライザーに対して,「最近の若手はどうですか？」と,いきなり間口の広い質問をする.

⇒サポーターに対して,「あの仕事を（若手の）○○さんに任せてよいか,君の意見を聞かせてほしい」と,いきなり立場を鮮明にさせる質問をする.

■ 管理者がプロモーターで,チームリーダーに進捗の遅れを指摘する場面 ■

⇒コントローラーに対して,会話の主導権を奪うような（進捗遅滞の原因を問う）質問を多数投げかける.

⇒アナライザーに対して,合理的な説明なしに,現在のやり方への疑問を投げかける.

⇒サポーターに対して,「プロジェクトの遅れを取り戻すには何ができますか？」と,現状を否定する立場から質問する.（→そうではなく,管理者が一緒に解決したいという意志を示したうえで,それまでの過程における成功事例を尋ねたり,失敗例から何を学んだかを尋ねたりすることができるだろう.）

■ 管理者がアナライザーで,事業計画の策定を求める場面 ■

⇒コントローラーに対して,新規事業計画を展開する背景と目的を,順を追って説明してから,「どのような案があるでしょうか？」と質問する.

⇒プロモーターに対して,自由に提案させるだけで,優先順位や具体的な計画を尋ねることなく放置する（自分が計画的なので,相手もそうだと思い込む）.

⇒サポーターに対して,仕事を丸投げしてフォローせず,「事業計画書はできましたか？」と結果のみに関心を向けた質問をする.

■ 管理者がサポーターで,ケアレスミスの多いチームメンバーを指導する場面 ■

⇒コントローラーに対して,「仕事の量が多くて負担になっていませんか？」と遠まわしな質問から入る.

⇒プロモーターに対して,「仕事でのミスが多いですね.何か手伝えることはないですか？」と否定から入る.（→ミスの仕方にその人らしい強みはないだろうか？）

⇒アナライザーに対して,「難しい仕事を頼んですみませんが,正確に仕事をしてください」と,本人の仕事への取り組み方に関心を示さず,漠然とした評価や要望をする.

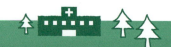

③行動を開始させ，継続させる

　コーチは時に提案・要望によって行動を開始させる．また行動の継続には行動結果のフォロー（承認）と，常に目標を再確認することが必要である．

▌コントローラー▐
　コントロールされることを嫌う．しかし率直な要望には耳を傾ける．
▌プロモーター▐
　新しい仕事を始めることを好むが，実現までの精緻な計画立案や，計画通りに継続することが苦手．自由度を制限されるとやる気をなくす．
▌アナライザー▐
　計画を立て，それが正確に実行されることを好む．自分のことはあまり話さず，傍観者的にみえる．
▌サポーター▐
　相手の期待に応えているかを気にかける．協調することと追従することの境界線を引くことが難しい．

　以下，タイプの違いを適切に認識しないことによる失敗例をあげる．

▌管理者がコントローラーで，部下のリーダーシップを育てたいと考えている▐
⇒プロモーターのあげた成果を褒めずに，次の仕事を促す．
⇒アナライザーのあげた成果の細部や専門性の高さを褒めずに，「よくやった」とだけ言う．
⇒サポーターに仕事を丸投げしてフォローせず，結果のみを評価する．
▌管理者がプロモーターで，プロジェクトを推進したいと考えている▐
⇒コントローラーに対して，「たくさんの人に参加してもらって，一緒に素晴らしい研修会にしましょうよ！」と，実質的な業務に言及せずに，相手を巻き込むような言葉で励ましを伝える．
⇒アナライザーに対して，「細かいことは気にしないで，とりあえずやってみてください」と，正確な段取りや相手の専門性を尊重しない．
⇒サポーターに対して，「期待しているから頑張って」と，相手の負担感を忖度せずに仕事を丸投げする．

■ **管理者がアナライザーで，プロジェクトを推進したいと考えている** ■
⇒コントローラーの結論志向的な態度に対して，コミュニケーションをとることを億劫に感じてしまう．
⇒プロモーターに対して，計画の細部の不備を指摘するだけで，全体の意義やアイディアの新規性を評価しない．
⇒サポーターに対して，共感や情緒的な支援の表明をせずに，論理的な提案・要望を重ねる．

■ **管理者がサポーターで，委員会を機能させたいと考えている** ■
⇒コントローラーに対して，「委員長として頑張っていますね」と，具体的な成果の賞揚ではなく褒める．
⇒プロモーターに対して，「大変でしょうから，委員会の活動計画は例年の活動を踏襲してくれればいいですよ」と，独自のアイディアや新しさを重視しない形で気遣いの言葉を述べる．
⇒アナライザーに対して，「始めてみて困ったことがあれば相談してください」と，委員会の目的を十分説明せずに委員長を任せる．

　最後に，クライアントにタイプを意識してもらう会話例を紹介する．
　サポーターのSさんは，病院内のある委員会の責任者となった．さまざまな部署のメンバーが「それぞれ勝手な主張をする」と頭を悩ませている．管理者である読者は，Sさんをどのように支援できるだろうか．

〔失敗例〕
管理者　Sさん，委員長のお仕事ご苦労さまです．委員会の方はどうですか？
Sさん　メンバーが，自己主張の強い人，理屈っぽい人，アイディアを言いっぱなしの人の集まりで，会議がまとまりません．
管理者　いろいろな人がいるのは当たり前で，それをまとめるのが委員長の仕事ですよ．
Sさん　それはわかっているのです．ですから，できるだけメンバーの話をよく聴こうと努力しているのですが………皆，話すばかりで….
管理者　大変ですね．粘り強く頑張ってみてください．

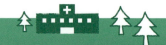

〔成功例〕
管理者　委員長の仕事は大変でしょう．委員会の様子を教えてください．
Sさん　すぐに結論を出したがる人や，細かいところにこだわる人，その場では盛り上がるのに計画の具体性に欠ける人，いろいろでまとまりません．
管理者　それは大変ですね．Sさんは，コミュニケーションのスタイルが人によって違うことはわかりますよね．今困っている人たちのいいところをあげてみませんか？
Sさん　そうですね…．結論を急ぐ人は，主張が単刀直入でわかりやすいです．細部にこだわる人は，提案する計画が緻密で，事務連絡の見落としもありません．具体性に欠ける人は，議論が袋小路に入ったときに斬新なアイディアを出してくれます．私は，意見が一致しなかったり，まとまらない方向に発散したりすると，不安になっていたと思います．
管理者　これからの委員会運営のやり方で，どのようなことに気をつけますか？

　この会話例では，状況に自分を合わせる傾向のサポーターが陥りやすい「被害者」の立場から，主体的に責任を引き受ける立場に戻す質問や提案がなされている．タイプを意識することが新たな視点の獲得につながることを知っておくことは有用であると思われる．

5　これから取り組むべき課題

(1) コーチング能力の評価

　コーチングの能力はクライアントの気づきと行動によって測られることが望ましい．しかし現状は，スキルの使い方に対する他者評価に留まっている．当面は臨床で使用できる他者評価尺度を確立することが急務であると思われる．

(2) 患者中心医療の評価

　これまでの患者による医療の評価として「患者満足度」がある．患者満足

度は患者の視点による評価として重要であるが，実際にどのような医療が行われたかがわからないため，その評価結果を改善策に結びつけることが困難であった．近年，英米を中心に患者が実際に経験したことをもとに評価するPatient Experience（PX，患者経験）が医療評価に導入され，日本では青木らによるプライマリ・ケア質評価尺度[17]が報告されている．英米では公的医療制度の主導によりPXサーベイが実施され[18, 19]，その結果は診療報酬や施設認証などに反映されている．今後，コーチングが医療の質に及ぼす効果を検証する際に，PXは重要な指標になると考えられる．

(3) 多職種が連携する患者中心医療とコーチング

　医療が患者中心であることは当然であり，それを実現するには多職種の連携が鍵であると考えられる．コーチングは，患者とのコミュニケーションと医療組織のコミュニケーションに活用されることによって，「多職種連携による患者中心医療」の質を向上すると期待される．しかし，そのエビデンスは十分ではない．また，コーチングのどのようなスキルや使われ方が患者の行動変容や医療組織のパフォーマンスを促進するのかも不明である．コーチングスキルや医療の質の心理尺度による計測と実際の行動との間にはギャップがある．しかし，これまでは個人の行動をリアル・ワールドで研究することは極めて困難であった．近年，ビッグデータを活用した社会物理学的研究手法[20]が実用化され，人間行動の研究にブレイクスルーが起こりつつある．今後はビッグデータや人工知能を駆使してこれらリアル・ワールドの問題に取り組むことができるようになるだろう．

文献

1) Michimata A, Suzukamo Y, Izumi S：Development of clinicians' communication skills influences the satisfaction, motivation, and quality of life of patients with stroke. *Int J Phys Med Rehabil* **1**：174, 2013.
2) Tanabe M, Suzukamo Y, Tsuji I, Izumi S：Communication Training Improves Sense of Performance Expectancy of Public Health Nurses Engaged in Long-Term Elderly Prevention Care Program. ISRN Nursing, 2012. ID 430560.
3) 出江紳一，鈴鴨よしみ（編著），辻　一郎（監修）：コーチングを活用し

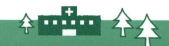

た介護予防ケアマネジメント．中央法規，2009.
4) Kanetaka K, Suzukamo Y, Kakui T, Michimata A, Izumi S：Impact of a communication skills training course for students of therapist training schools. *Jpn J Compr Rehabil Sci* **4**：47-54, 2013.
5) 厚生労働省：医師の臨床研修に係る指導医講習会の開催指針について．http://www.mhlw.go.jp/stf/seisakunitsuite/bunya/0000068462.html（cited 2018 Feb 15）
6) ロジャー・コナーズ，トム・スミス・他（著），伊藤 守（監訳），花塚 恵（訳）：主体的に動く．ディスカヴァー・トゥエンティワン，2009.
7) 平成19年度 科学研究費補助金 萌芽研究（19650139）．研究期間：平成19年度〜平成20年度．研究課題：コーチング理論に基づく医療コミュニケーション教育法の確立．
8) https://www.ama-assn.org/education/coaching-medical-education-faculty-handbook（cited 2018 Feb 19）
9) 岡本智子，鈴鴨よしみ，出江紳一：コミュニケーショントレーニングが医療現場の組織活性に及ぼす影響．医療の質・安全学会誌 **11**：39-46，2016.
10) Institute of Medicine（US）Committee on Quality of Health Care in America；Kohn LT, Corrigan JM, et al（eds）：To Err is Human：Building a Safer Health System. National Academy Press, 2000, pp155-201.
11) Varpio L, Hall P, et al：Interprofessional communication and medical error：a reframing of research questions and approaches. *Acad Med* **83**：S76-81, 2008.
12) Izumi S, Furusawa Y, et al：Identification of communication skills that improve patient safety culture：analysis of a communication skills training program for university hospital staff. *Jpn J Compr Rehabil Sci* **8**：88-97, 2017.
13) Taneda K, Okumura Y, et al：Reliability and validity of the Japanese version of the hospital survey on patient safety culture. *JJQSH* **4**：10-24, 2009.
14) Ito S, Seto K, et al：Development and applicability of Hospital Survey on Patient Safety Culture（HSOPS）in Japan. *BMC Health Services Research* **11**：28, 2011.
15) 伊藤 守：コミュニケーションはキャッチボール．http://itoh.com/catchball/（cited 2018 July 22）

16) 伊藤 守（監修），鈴木義幸（著）：図解 コーチング流 タイプ分けを知ってアプローチするとうまくいく．ディスカヴァー・トゥエンティワン，2006.
17) Aoki T, Inoue M, et al：Development and Validation of the Japanese version of Primary Care Assessment Tool. *Family Practice* **33**：112-117, 2016.
18) NHS England：Patient experience. https://www.england.nhs.uk/cancer/ipe/（cited 2018 Feb 20）
19) Agency for Healthcare Research and Quality（AHRQ）：CAHPS. https://www.ahrq.gov/cahps/index.html（cited 2018 Feb 20）
20) Pentland A：Social Physics：How Good Ideas Spread-The Lessons from a New Science. Penguin Press, 2014.

| 執筆 |

出江紳一（東北大学大学院 医工学研究科 リハビリテーション医工学分野）

NOTE

第6章 リハビリテーションとコーチング

1 はじめに

　コーチングとは，相手の自発的な行動を促進し，その人独自の目標達成を支援するコミュニケーションの技術である．知識や技術の伝達において「教える」ことは有効かつ効率的であるが，学習行動を促進するには相手がすでにもっているものを引き出すコーチングが機能すると考えられている．企業の組織マネジメントやスポーツにおいて取り入れられたコーチング技術は近年医療分野においても注目を集めている（**図1**）．
　たとえば患者の物語に基づく医療（narrative-based medicine）はEBM（evi-

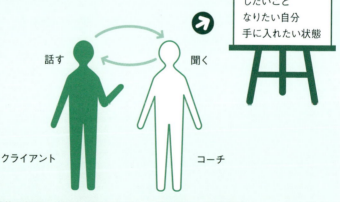

図1　医療分野におけるコーチング

ニーズ
・患者中心医療（患者の物語に基づく医療，患者の視点によるプロセスとアウトカムの評価）
・早期退院，地域リハビリテーション
・組織の活性化，成人教育

応用
・医療面接
・研修指導
・チーム医療

フロー
　目標の設定→現状の把握→目標と現状とのギャップの理解→行動計画→フォローアップ
スキル
　ペーシングによる安心感の醸成，承認，質問，提案，フィードバック　など

dence-based medicine）を個々の患者に適応するために必要であり，患者の物語を記述するためにコーチングの傾聴の技術は役に立つ．またEBMにおいても患者の視点によるアウトカム指標が使われるようになり，患者の目標達成に心理社会的な介入が有効であると示唆されている[1,2]．さらに医療組織の活性化，専門教育の現場にもコーチングのニーズがある．実際にコーチングが応用される場として，医療面接，研修指導，チーム医療などがあげられる．

ところでリハビリテーション（以下リハ）はチームによる組織的な実践である．訓練だけを意味するものではなく，疾病や外傷の急性期の治療後に「後はリハ」と言われて始まるものでもない．肢体不自由だけではなく，高次脳機能障害，摂食嚥下障害なども対象となり，疾病の治癒や機能障害の完全回復を得られない場合でも，活動の自由度を最大化することを目指す．方略として，環境調整や家族への対応法の指導，あるいは外的補助手段の活用により，生活上の問題を解決できることがある．

近年の入院期間短縮の圧力はリハ医療にも大きな影響を及ぼした．もっとも入院期間の短縮は単に医療経済上の理由で行われているのではなく，それを可能にする低侵襲手術など医療技術の進歩によって実現されたものであり，患者の多くにとっては有益である．けれども疾病急性期の治療が終わった後も長期にわたって医学的管理や障害への対処が必要な患者は多い．このような慢性疾患で病気や障害に十分適応できないうちに退院する患者のために地域での生活再建を支援することはリハ医療が取り組まなければならない重要な課題の1つである．その際，医療者から患者や家族への指導に加えてコーチングを応用することができる．

以下，もう少し具体的に，コーチングがどのようにリハ医療に応用できるのか，患者－医療者関係を中心に解説する．

2 障害への適応を支援する

病気や外傷による麻痺などの障害がある期間以上残る場合，患者はその障害に適応することが必要となる．適応の第1歩は，病者役割（sick role）から障害者役割（disabled role）への移行である（図2）．病者役割とは，医療者に依存し指示に従っていればよい状態を指す．たとえば救急車で病院に運ばれて，ベッドに寝かされ治療を受けている状態である．疾病の治療が一段

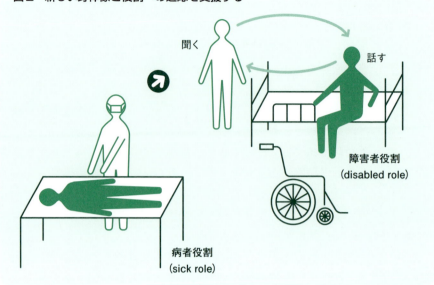

図2 新しい身体像と役割への適応を支援する

落すれば,社会復帰に向けての援助が具体的に進むが,このとき患者が完全に受け身ではリハは困難である.自らの障害を知り克服するための作業が開始される必要があり,その状態を障害者役割とよぶ.障害への適応とは,たとえば両下肢の麻痺が回復不可能であれば,上肢の力でベッドから車いすに乗り移り,車いすで社会生活を送れるだけの上肢筋力や車いす操作技術を習得し,殿部褥瘡予防の自己管理ができるようになることである.患者が新しい役割や新しい身体像を受け入れるには時間が必要である.下肢の麻痺が発生した直後に上肢の訓練や車いすの操作訓練を始めることはできない.車いす操作訓練を始めたばかりの時期に,社会復帰のイメージをもたせることも難しい.医療者には,障害をもつ患者がどの適応段階にいるかに注意を払い,一緒に未来のビジョンを描くコーチとしての役割が求められる.

3 目標設定を支援する

　未来のビジョンは短期的にはリハ上のゴールとして投影される(図3).ゴールを設定する際には,疾病と障害の予後を考慮しなければならない.予

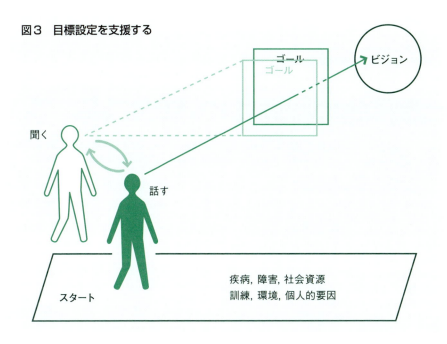

図3 目標設定を支援する

後は自然経過や治療介入の効果を調べたアウトカム研究から，その患者に最も適合するものを選んで推定する．当然のことであるが，研究で計測された帰結は患者の全体像ではない．個々の患者について，過去の証拠（エビデンス）に基づき，慎重かつ長期的・多面的視野に立った判断により最適の医療を行うことが大切である．

　医療における説明と同意の重要性には異論がないであろう．リハ医療においても，病者役割から障害者役割への役割転換，あるいは障害への適応と環境調整を通しての生活再建などにおいて必須のプロセスであるといえる．ここで個々の患者のデータと過去の文献データに基づいて臨床意思決定を行うことは正しいが，それだけでは不十分である．すなわち患者が自分の病気や障害をどのように考えているのか（物語）を聴く場面が欠落している．

　回復と社会復帰へ向けての患者の物語があまりにも現実から遠い場合に治療者は困惑するかもしれない．また患者の物語と大きく食い違うリハプログラムは受け入れてもらえないであろう．逆に患者の現実対処能力が高ければ治療者の提示するゴールと患者の考えるゴールの擦り合わせは比較的容易で

ある．そしてそのゴールに向かう動機づけも強いものとなる．一方で現実への対応は患者に価値観の転換を迫ることもあろう．コーチングが期待されるのはまさにこれらの場面であると思われる．

4 視点の移動を通して現実対処能力と動機づけを高める

リハでは障害を的確に認識すると同時に健常部分や残存機能にも目を向けることが重要である．障害には3つの階層，すなわち機能・形態の障害，個体としての日常生活活動の制限，社会参加上の制約がある．またそれぞれを主観的にどのようにとらえているか，という心理的問題もある．患者の物語はこれらの障害と残存能力，患者を取り巻く環境，そしてそれらを主観的にどのようにとらえているかということの総体として理解することが大切である（図4）．コーチとしての医療者は，患者と医療者との間で交わされるコミュニケーションが，障害のどの階層を話題にしているのか，障害部分なのか残存能力なのか，を丹念に聞き分ける．このような傾聴を通して，障害部分をどうしていくか，残存機能をどのように使うのか，日常生活活動をどのように再建するか，社会復帰に使える資源は何か，などを専門家としての指導を交えて明らかにしていく．

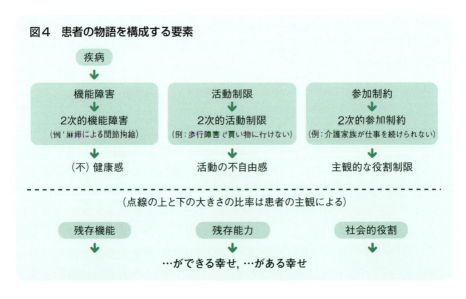

図4 患者の物語を構成する要素

5 運動学習の促進と廃用・過用症候群への対処

　医学としてのリハを考えるとき，中心テーマは広い意味での運動障害である．それには「麻痺や関節可動域制限による運動障害のみならず，感覚障害や小脳失調症などによる運動制御の障害，心肺系などの内部障害による運動制限，さらには疼痛や高次脳機能障害などによる運動・行為異常も含まれる」[3]．リハ治療は「運動」の再学習のプロセスであり，たとえば麻痺が完全に治らない場合でも代償動作を獲得したり，装具で機能を補ったりする．このような学習は決して画一的ではない．装具の選択1つをとっても，年齢，住環境，介護者，装具に抱くイメージなどが関係する．学習自体は療法士による指導が中心的役割を果たすであろうが，どの運動や行為を選択するかの決断を援助する手段としてコーチングが果たす役割は大きいと思われる（**図5**）．

　このようなリハ治療を進めていく際に，廃用症候群と過用症候群はすべての疾患に共通する問題といえる．廃用症候群は不活動や臥床が諸臓器に及ぼす悪影響の結果である．過用症候群は神経筋疾患などで過度の身体運動による病態の悪化を指し，安静にしていれば症状は通常一過性である．どのくらいが無理，あるいは過剰なのかは，年齢や原疾患の重症度などによって異なる．適度な身体活動を持続し，休むべきときは休息する．疾病によって変化

図5　ティーチングとコーチングを併用して学習を促進する

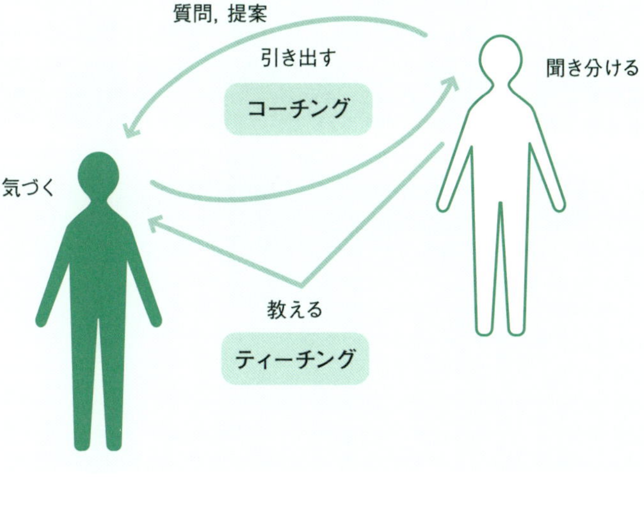

した身体機能を上手に使う．これらの技能の習得にコーチングが機能すると期待される．たとえば「痛みが出るのはどれくらい歩いたときですか？」，「症状を悪化させないためにあなたができることは何ですか？」というように患者本人の身体への気づきを促す質問をする場面や，「訓練方法について提案してもよろしいでしょうか？」，「ここまでの説明でわかりにくいところはないでしょうか？」と専門家としての指導を行い，どこまで患者が理解したかを確認する場面などでコーチングのスキルは有用と思われる．

6 障害者家族とコーチング

医療者が常に見守って指導を行うことができる入院中とは違った意味で在宅リハでは家族の役割が非常に重要である．家族を治療者の一人として取りこめたとき，訓練や生活の再建に大きな助けとなる．このようにして成功した，重度記憶障害患者にかかわった言語聴覚士による症例報告[4]で，「家族自らが，外的補助手段の活用法や環境調整法を見出せるようにすることが重要である」と述べられている．家族を治療者のレベルにまで導いたこの言語聴覚士は優れたコーチであるともいえる（**図6**）．

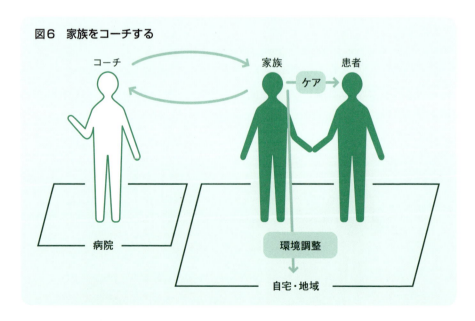

図6　家族をコーチする

7 問題点を整理し生活の再建を支援する

多くの疾病に同時に罹患したり，またある疾病をきっかけに合併症が次々に起こったりした患者のリハでは，問題点に優先順位をつけて整理する必要がある．たとえば次のようなケースで考えてみる．

両側変形性股関節症の65歳の女性．右肩の腱板断裂もあり，手術の適応があった．股関節の手術を先行させることになったが，右人工股関節置換術後に深部静脈血栓と肺塞栓を生じた．抗凝固療法で静脈血栓はコントロールされていたが，左股関節手術のために抗凝固薬を中止したところ，深部静脈血栓が再発したため，手術は延期された．家のなかをつたい歩きで移動しており，身体障害者手帳を有していた．深部静脈血栓症と肺塞栓症の既往，整形外科医に股関節手術を勧められていること，肩が痛くて右手をほとんど使えないこと，などが重なってどうしてよいかわからず混乱状態にあった．

Aさんの思考は多くの疾病の間を堂々巡りするばかりで，生活をどのように整えるかを考える余裕はないようであった．すなわち介護支援の必要はわかっていたが，どうすれば支援を受けられるかがわからず，また支援を求める行動を起こすこともできないでいた．

そこで「困っている順に病気に順番をつけましょう」と提案し，Aさんの困っていることを言語化してもらい，医学的問題に翻訳しながら順序をつけた．その結果は，#1肺塞栓症，#2右肩腱板断裂，#3左変形性股関節症，#4深部静脈血栓症による両下肢の浮腫，の順であった．そして#1の危険がないことが保証されなければ#2と#3の手術を受けないという意思を確認した．

ここで意思を確認したことと，医療者としてそれでよいと認めることとは別の問題である．あくまでも生活再建を話題にできる場をつくるためのプロセスであるとご理解いただきたい．

さて，このように疾病に関して気持ちの整理がつき，対処方針が明確になったので，生活上の問題に話題を移して「何が気がかりですか？」と質問した．

その結果，通院で娘に身体的・経済的に負担をかけていること，娘も家事・育児などで忙しく，長期的に娘の介護を期待することは難しいこと，介護保険サービスの内容や受給方法がわからないこと，と話された．そこで介護保険サービスのなかでAさんに有用と思われるものを紹介し，手続き方法を説明した．Aさんは要介護認定を受けたのち，ホームヘルプ・サービスを利用することとなった．

本事例のように，問題点を患者自らが整理して，行動を起こしやすくすることにもコーチングの技術を使うことができる（図7）．すなわち効果的な質問をして気がかりなことを言語化させ，それを確認し（「今話したことは〇〇〇のことでしたね」），あるいはメタコミュニケーション（「これまでの会話を通して何か気づいたことはありますか？」）で振り返る．このような会話は，おそらく熟練したリハ医療従事者はすでに習得し実践していることであろう．コーチングという枠組みで医療者が自分のとっているコミュニケーションに自覚的になれば，さらに医療のパフォーマンスが向上するだけでなく，医療コミュニケーションを教える研修指導にも応用できると期待される．

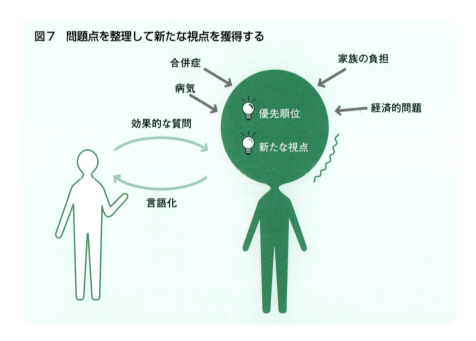

図7 問題点を整理して新たな視点を獲得する

8 おわりに

　コーチング技術についてはすでに多くの出版物があるが，医療分野，特に医療面接への応用についてはさまざまな注意や工夫が必要であり，文献（5, 6）をご覧いただきたい．またコーチングは他の医療技術と同様，習得するためには文献を読んで理解するだけではなく，実際に使い，練習を重ねる必要がある．

文献

1) Izumi S, Ando K, et al：Effect of coaching on psychological adjustment in patients with spinocerebellar degeneration: a pilot study. *Clin Rehabil* **21**：987-996, 2007.
2) Hayashi A, Izumi S, et al：Analysis of subjective evaluations of the functions of tele-coaching intervention in patients with spinocerebellar degeneration. *NeuroRehabilitation* **23**：159-169, 2008.
3) 岡島康友：リハビリテーション科医の役割と責任．内科医のためのリハビリテーション．診断と治療 増刊号 **90**：S31-33, 2002.
4) Yamamoto E, Izumi S, et al：Memory rehabilitation of an amnesic patient following limbic encephalitis and a role of family members：A case report. *Tokai J Exp Clin Med* **25**：173-181, 2000.
5) 安藤　潔，柳澤厚生（編）：難病患者を支えるコーチングサポートの実際．真興交易医書出版部，2002.
6) 安藤　潔（編）：がん患者を支えるコーチングサポートの実際．真興交易医書出版部，2005.

執筆

出江紳一（東北大学大学院 医工学研究科 リハビリテーション医工学分野）

第7章

PT・OTの臨床実習指導や研修医指導に役立つコーチング

1 臨床実習を取り巻く現状

　日本作業療法士協会では，臨床実習の目的を「臨床的観察力・分析力を養うとともに，治療計画立案能力・実践力を身につけること」としてある．その具体的内容として以下の7点をあげている[1]．
　①職業人としての望ましい態度や行動をとることができる．
　②対象者の全体像を把握できる．
　③対象者の作業療法計画を立案できる．
　④対象者への治療・指導・援助を実施することができる．
　⑤作業療法の成果を確認し，必要に応じて作業療法計画を見直すことができる．
　⑥記録・報告をすることができる．
　⑦管理・運営について理解することができる．
　また，日本理学療法士協会では，教育到達目標を「基本的理学療法を，ある程度の助言・指導のもと行えるレベル」としており，臨床実習の目標として以下の3点をあげている[2]．
　①対象者に対して，基本的な理学療法を体験し実践できる．
　②保健・医療・福祉の各分野の職場における理学療法士の役割と責任について理解し，その一員として自覚をもった行動がとれる．
　③臨床実習を通して，自己の理学療法士としての自覚を高めることができる．
　このように指導者には，学生に臨床実習を通じて，一人の療法士として，自ら考え，行動を決定する能力を身につけさせることが求められているのだが，臨床実習にかかわる指導者は，理学療法士・作業療法士の免許取得後3年以上の者であり，相当の臨床実践を経験している者とされているのみで，指導方法は各臨床実習施設の裁量に任されているのが実情である．
　平成14年度に宮城県で臨床実習指導者を対象にアンケートが実施された．

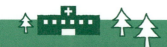

それによると，66％の指導者が，「学生との関係に苦慮したことがある」と回答しており，苦慮した具体的な理由や事項としては，「学生の性格・パーソナリティー」，「学生の実習に対する姿勢」，「一般常識の欠如」，「知識・技術面の達成度の低さ」があげられていた．また，臨床実習指導に対するイメージを「プラス」または「マイナス」のどちらかで選んでもらったところ，約70％の指導者が「マイナス」を選んだ．「マイナス」イメージを抱く理由としては，「時間的制約」，「指導者としての知識・指導技術不足」，「精神的ストレス」をあげていた．

これらの結果からは，学生を指導する難しさに，臨床実習指導者は苦慮しており，できることなら辞退したいと思っている人が少なくない実態がみえてくる[3]．

そのような現状のなか，日本作業療法士協会では平成25年度より臨床実習指導者研修制度規定を定めた．この研修制度は初級・中級・上級研修に分かれており，中級・上級研修ではコーチングの講義を導入した．臨床実習場面で従来から行われていたティーチングだけではなく，コーチングを取り入れることで学生の考えが整理されたり，新たな気づきが生まれたりし，学生自身の目標と現状の間にある課題を把握し，次に行うべきことを主体的に決定できることを目標としている．

2 機能しない臨床実習におけるコミュニケーションの問題点

＜質問してこない学生，消極的な学生に苛立つ指導者＞

実習初日，学生は臨床実習指導者（以下SVと略す）にあいさつし，まず院内見学をした．その後，リハビリテーション室に戻り，訓練場面の見学をしてもらうことになった．

SV	じゃあ今日は1日，私について患者さんの治療を見学してください．
学生	はい．

一人目の患者の訓練を開始する．指導者と患者の会話は弾み，いつも通りの訓練は進み，終盤にさしかかったところで学生に声をかけた．

SV	何か質問はありますか?	
学生	は,はい.えーと,あの……	
SV	特にないかな.じゃあ,また見ててね.	
学生	はい……	

場所を移り,二人目の患者の治療に入る.

SV	あ,ごめんね.少し場所あけてほしいから,ちょっと下がっていて.	
学生	あ,はい.すみません.	

しばらくして

SV	何か気づいたこととかあるかな?	
学生	え,特に……	
SV	いろんな患者さんがいるから,もし興味があれば他の患者さんを見学してもいいからね.	
学生	……は,はい……(身の置き場に困りつつ)	

　この実習が機能しない最大の原因は,指導者が学生の居場所をつくっていないことである.「見学しなさい」と言いつつも,学生が積極的に見学し,質問できるような環境をつくるなどの配慮が足りない.

　具体的には,まず患者に学生の紹介をしておらず,見学の許可ももらっていない.学生の紹介や見学の許可は,患者に対する配慮であると同時に,学生の居場所を保障することでもある.次に,訓練するために,何気なく場所をあけてもらう行為をしたつもりであろうが,この学生にとっては,「僕の居場所はここにない,でも去ることも許されない」という窮地に追いやったことと同じである.

　「われわれが学生のころは,居場所はつくってもらうものではなくて,自分でつくるものだった」となげく指導者もいるであろう.それはたしかに一理あると思う.しかし,筆者が学生であった約20年前と比べても,時代の

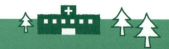

変化により，今の学生が担当患者とラポール形成するのは，比べものにならないほど難しくなったと感じる．少なくとも，指導者としては，そのような理解のもと，学生の居場所をつくり，患者とのラポール形成のきっかけは，指導者が用意するものと心得るべきと考える．

3 療法士養成校でのコミュニケーションスキル習得を目指したコーチング理論に基づく授業

臨床実習の場面で，学生は患者や指導者とのかかわりのなかでコミュニケーションスキルが要求される．筆者らは3年制の療法士養成校で臨床実習前の2年生に対して，コーチング理論に基づいたコミュニケーションスキルの習得を目指した授業を行った．この授業を受けた学生のコミュニケーションスキルは向上し，さらに臨床実習前の状態不安を抑制した[4]．

4 患者やスタッフとのコミュニケーションをテーマとした指導

<360度フィードバックで自身のコミュニケーションの傾向や問題点を知る>

医療を潤滑に進行させるためには，患者やスタッフとの信頼関係を築くための土台となる，良好なコミュニケーションが不可欠である．そのため，学生や新人療法士，研修医に対して，医療コミュニケーションそのものをテーマに指導することも重要である．

ところが，医療分野の指導者は，専門的な知識や技術を伝承することを求められているものの，医療コミュニケーションの技術は伝承すべきものととらえられてこなかった．そのため，多くの指導者が医療コミュニケーションの重要性を認識しつつも，その技術を伝承するためのツールをもち合わせていないのが現状である．

コミュニケーションの前提として，まず相手に不快感を与えないように身なりを整えることが必要である．初対面の相手には，穏やかな表情で，まず自分から自己紹介する．相手の話を聞くときは，相手の方を向き，相手の話を遮ることがないようにする．もし，このような基本的な姿勢に問題があるのなら，しっかりティーチングして，基本から教えるのがよいだろう．

基本から教える必要があればティーチングで教え，その後はおのおのが自身の力でコミュニケーションスタイルを確立させていくわけだが，学生や研

修医が自身のコミュニケーションスタイルを確立させるところを，指導者はコーチングで援助したいところである．筆者は，個々がもつ，医療コミュニケーション上の特徴を把握したうえで，その特徴を活かすよいところ，特徴を殺す悪いところを明らかにしながら，自発的によりよいコミュニケーションを模索していく態度を身につけさせるのに，コーチングが活用できると考えている．

筆者らは，360度フィードバックを活用した気づきと，指導者によるコーチングを組み合わせて，研修医の医療コミュニケーション指導を試みたので，以下に紹介する〔平成20年度科学研究費補助金実績報告書（研究実績報告書）：コーチング理論に基づく医療コミュニケーション教育法の確立（19650139）〕．

対象

4つの研修指定病院で研修する1年目の研修医51人．平均年齢25歳，男性30人，女性21人．

指導者

同病院に勤務し，「コーチング理論に基づく医療コミュニケーション指導」に関する2日間の集合研修（平成20年6月に実施）を修了した指導医16人．

方法

医療コミュニケーション能力の評価および指導のツールとなるような，12項目の質問紙（360度フィードバック票，**表1**）を用いて，研修医の医療コミュニケーション能力を評価した．

研修医は平成20年7月1日に配属された病棟に1週間勤務した時点で，その病棟の看護師8人から360度フィードバック票による評価を受けた．評価票は事務局が回収後，直ちに集計して，結果を研修医に返した．研修医は，6月にコーチング研修を受けた指導医から直接指導された研修医（介入群）と，同研修を受けていない指導医から指導された研修医（コントロール群）に分けた．

介入群の研修医は，面談記録（**表2**）に基づき，医療コミュニケーションをテーマとした面談（指導）を1カ月間定期的に受けた．その際，目標設定

第7章 ● PT・OTの臨床実習指導や研修医指導に役立つコーチング

表1　360度フィードバック票

1	医療チーム内での協調性はあるか？	1	2	3	4	5
2	身だしなみとマナーは適切だったか？	1	2	3	4	5
3	患者やスタッフを尊重し，思いやりをもって接したか？	1	2	3	4	5
4	文化，年齢，性の違いに対する配慮をしたか？	1	2	3	4	5
5	PHSやポケベルなどで呼び出したときにすぐ応答したか？	1	2	3	4	5
6	患者やスタッフに対し倫理的配慮をしているか？	1	2	3	4	5
7	患者やスタッフとのコミュニケーションは適切か？	1	2	3	4	5
8	異なる意見に対して適切で冷静な対応をしたか？	1	2	3	4	5
9	患者やスタッフの話を積極的に傾聴したか？	1	2	3	4	5
10	難解な医学専門用語を使わずに説明していたか？	1	2	3	4	5
11	患者やスタッフに対してきちんとあいさつをしていたか？	1	2	3	4	5
12	スタッフへの伝達・指示はわかりやすかったか？	1	2	3	4	5

1. わるい　2. 十分ではない　3. まあまあ　4. よい　5. とてもよい
8人の看護師が各項目を5段階で評価．集計した結果を研修医に返した．

や行動計画を決定するための題材として，360度フィードバック票の集計結果を活用した．7月末日の時点で，2回目の360度フィードバックを受けた．

コントロール群の研修医は，7月の研修開始後1週間と7月末日の2回360度フィードバック票による評価のみを受け，この間，研修に参加していない指導医からの指導を受けた．

結果

介入群の一例の結果を示す．25歳の男性研修医（ID 1000）．東北地方の医大を卒業後，宮城県内の研修指定病院で研修中である．内科の指導医からの指導を受けた．

(1) ベースライン評価の結果
表3，図1を参照されたい．

(2) アイスブレイク
ID 1000の研修医と指導医は，計画通りに医療コミュニケーションをテーマとした面談を実施した．アイスブレイクには約20分を費やし，お互い医療コミュニケーションが重要であるという認識を同意できた．

表2 面談記録

時期 (目安)	目的	面談日	面談時間	主観的目的達成度	使用したスキル	面談内容 (自由記載)
7/3頃	**アイスブレイク** お互いの緊張を解き，医療コミュニケーションが重要なテーマであるという認識を確認し合う	/	分	%	ペーシング 承認 質問 提案 タイプ分類	
7/10頃	**ビジョンメイキング** 360度フィードバック票の集計結果を活用して目標設定．効果的な質問により気づきを促す	/	分	%	ペーシング 承認 質問 提案 タイプ分類	
7/17頃	**エヴァリュエーション1** 1週間の実践報告を受ける．前向きな行動にIメッセージで承認	/	分	%	ペーシング 承認 質問 提案 タイプ分類	
7/24頃	**エヴァリュエーション2** さらなる実践を承認し，効果的な質問と提案により，さらに自発的な行動を促す	/	分	%	ペーシング 承認 質問 提案 タイプ分類	
7/30頃	**ビジョンリメイキング** 1カ月間を総括し，さらなる前向きなビジョン構築の援助をする	/	分	%	ペーシング 承認 質問 提案 タイプ分類	

(3) 目標設定

返ってきた360度フィードバック票（ベースライン評価，表3，図1）を題材とした面談では，自己評価と他者評価に乖離がある項目に着目した．研修医本人としては，あいさつや説明は丁寧にしているつもりでいたのに，相手はそう受け取っていなかったことに気づくことができた．また平均点では自己評価と乖離はないが，チーム内での協調性についての評価が，最高点から最低点まで幅が広がっていることに着目し，苦手意識をもつスタッフとは，ほとんどコミュニケーションをとっていなかったということに気づくことができた．

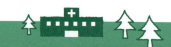

第7章 ● PT・OTの臨床実習指導や研修医指導に役立つコーチング

表3 ベースライン評価の結果

	ID 1000	ベースライン評価					自己評価
		5 とてもよい	4 よい	3 まあまあ	2 十分ではない	1 わるい	
1	医療チーム内での協調性はあるか？	1	3	1	1	1	3
2	身だしなみとマナーは適切だったか？	0	3	4	0	0	4
3	患者やスタッフを尊重し，思いやりをもって接したか？	0	1	6	0	0	3
4	文化，年齢，性の違いに対する配慮をしたか？	0	1	5	1	0	3
5	PHSやポケベルなどで呼び出したときにすぐ応答したか？	0	4	1	1	1	3
6	患者やスタッフに対し倫理的配慮をしているか？	0	2	5	0	0	3
7	患者やスタッフとのコミュニケーションは適切か？	0	2	5	0	0	3
8	異なる意見に対して適切で冷静な対応をしたか？	0	0	5	1	1	2
9	患者やスタッフの話を積極的に傾聴したか？	0	2	5	0	0	4
10	難解な医学専門用語を使わずに説明していたか？	0	2	4	1	0	3
11	患者やスタッフに対してきちんとあいさつをしていたか？	0	1	4	2	0	4
12	スタッフへの伝達・指示はわかりやすかったか？	0	1	5	1	0	3

フィードバック票を配布された看護師8人中7人が回答，集計した結果を研修医本人に返した．ベースライン評価の数字はその評価点を回答した看護師の人数．自己評価の数字は，研修医本人が回答した各項目の段階を示している．

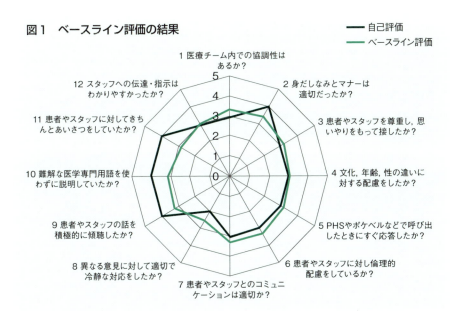

図1 ベースライン評価の結果

(4) 自発的な行動とフォローアップ

研修医は当初は360度フィードバックの結果にショックを受けた様子があったが，その後，指導医とのやりとりにより，コミュニケーションの改善に向けて前向きに行動した．

その後も定期的な面談で，指導医は研修医の行動を承認し，さらなる自発的な行動を促していった．

(5) 1カ月後評価の結果

7月末日時点での，360度フィードバック再評価の結果（表4，図2）を示す．

すべての項目で，平均点の改善が認められた．特に，重点項目としたあいさつに対する評価は顕著に改善した．さらに，ベースライン評価時点では，少人数ではあるものの「十分ではない」「わるい」と評価される場合があったが，1カ月後評価では「わるい」と評価される場合はなくなり，「十分ではない」は著明に減少した．

【結果のまとめと考察】

結果ではコーチングがよく機能し，大きな成果が得られた一例を示したが，介入群の多くが，同様に評価点が改善する傾向にあった．しかし，介入群の研修医のすべてがこのような成果を得られたわけではなく，またコントロール群の研修医の場合でも，改善が得られた例が存在した．

成果が得られなかった研修医については，指導医側の問題や，配属された病棟の特殊性などに影響されたかもしれない．さらに，後述するアンコーチャブルな研修医であった可能性も否定できない．指導前にすでに改善したコントロール群の研修医については，360度フィードバックの結果を返されるだけで，自身の医療コミュニケーション上の問題を把握し，自身で行動を決定できる能力をもっていたのかもしれない．

このように，コーチングは万能ではないものの，360度フィードバックとコーチングの活用という医療コミュニケーション指導の一方法を示すことができたと考えられた．

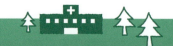

表4　1カ月後評価の結果

ID 1000		1カ月後評価					1カ月後自己評価
		5 とてもよい	4 よい	3 まあまあ	2 十分ではない	1 わるい	
1	医療チーム内での協調性はあるか？	1	3	3	0	0	4
2	身だしなみとマナーは適切だったか？	0	6	1	0	0	4
3	患者やスタッフを尊重し，思いやりをもって接したか？	0	4	3	0	0	4
4	文化，年齢，性の違いに対する配慮をしたか？	0	3	4	0	0	4
5	PHSやポケベルなどで呼び出したときにすぐ応答したか？	0	5	2	0	0	4
6	患者やスタッフに対し倫理的配慮をしているか？	0	3	4	0	0	4
7	患者やスタッフとのコミュニケーションは適切か？	0	4	3	0	0	4
8	異なる意見に対して適切で冷静な対応をしたか？	0	3	3	1	0	4
9	患者やスタッフの話を積極的に傾聴したか？	1	3	3	0	0	4
10	難解な医学専門用語を使わずに説明していたか？	0	2	5	0	0	4
11	患者やスタッフに対してきちんとあいさつをしていたか？	2	3	2	0	0	4
12	スタッフへの伝達・指示はわかりやすかったか？	0	4	3	0	0	4

図2　1カ月後評価の結果

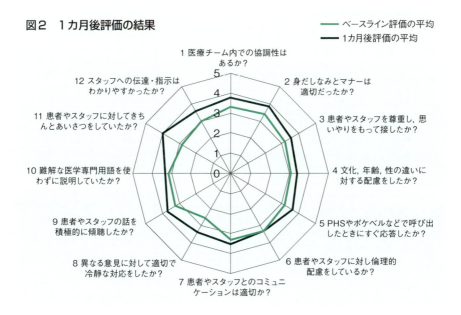

5 アンコーチャブルな学生・研修医

　すべての学生に必ずコーチングが有効であるとは限らない．どんな学生に，またどのような場面でコーチングを活用するのがよいかについて把握しておくことは，とても大切である．

　一般にコーチングが機能するのは，リスクの高い職務につく能力の高い人が，緊急ではないが，重要な職務を行うときといわれている（図3, 4）．

　臨床実習指導を考えた場合，能力を十分もっている学生に対しては，今日の振り返りに引き続き，明日どのように患者とかかわるか（これは患者を対象としておりハイリスク）を考えるとき，コーチングによって，さらに深く気づくよう導いていくのがよいだろう．一方，能力が不十分な学生に対しては，明日どのように患者とかかわるかは，具体的に指示してあげたほうがよいと思われるが，リスクが低く，何度でもやり直しがきくようなレポート作成の指導に，コーチングを用いると有効であると考える．

　ところが実習指導としては，コーチングが全く機能しない学生がいる．それは，そもそも療法士になりたいと思っていない学生である．教員としては，授業料が支払われている以上，なんとか資格をとらせて卒業させるのが責務であると考える人が多いようであるが，残念ながら，このような学生に対する実習指導にコーチングは全く役に立たない．それでは，実習指導以外なら

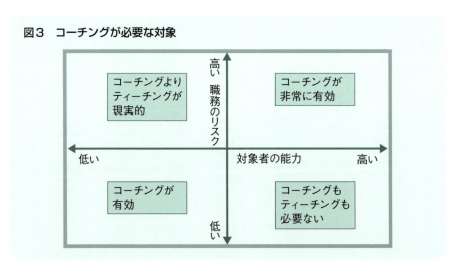

図3　コーチングが必要な対象

第7章 ● PT・OTの臨床実習指導や研修医指導に役立つコーチング

図4　コーチングが必要な場面

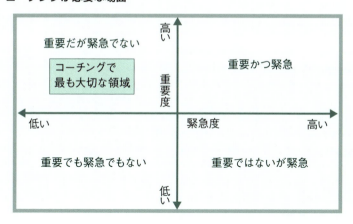

役立つのか．答えは「イエス」である．それは，その学生が本当にやりたいことは何かを発見する援助や，発見したやりたいことに向けての行動決定を援助したり，現実的な検討から，まずは現在の実習に真面目に取り組むことを自身で決定（選択）することを援助したりすることである．

表5　アンコーチャブルな人

- 話を聞けない人
- 約束（時間・行動）を守らない人
- 信頼関係が築けない人
- 常に否定的に考える人
- 思考や感情をコントロールできない人
- 過度に依存性が高い人
- 攻撃的な人
- 治療が必要な精神疾患がある人

このように，指導者が期待する方向と，学生が望む方向が一致しなくても，学生が何かしら前向きに行動したいと考えていることがあれば，コーチングは機能するものである．このとき大切なことは，コーチングが，指導者が期待する方向へと学生を誘導（マインド・コントロール）するためのツールではないことを認識することである．

しかし，それでもコーチングが不可能な人が存在する．それは表5にあげるような人であるが，何でも指導者に依存してしまう学生に対して，大変な苦労をしながら指導している現場をときどきみる．このような場合は，コーチングも1つの指導方法としながら，あらゆる指導方法を試行錯誤していくしかないであろう．

文献

1) （社）日本作業療法士協会 養成教育部：臨床実習の手引き 第4版．2010．
 http://www.jaot.or.jp/wp-content/uploads/2012/08/rinshoujisshuVer.422203251.pdf
2) （公社）日本理学療法士協会：臨床実習教育の手引き 第5版．2007．
3) 宮城県作業療法士会学術部臨床教育検討班：臨床実習指導—初心者のためのQ&A．2004．
4) 金高恵子，出江紳一・他：療法士養成校学生に対するコミュニケーションスキル習得を目指した授業の効果．Jpn J Compr Rehabil Sci **4**：47-54，2013．
5) 伊藤 守：図解コーチングマネジメント．ディスカヴァー・トゥエンティワン，2005．
6) 安藤 潔（編）：メディカル・コーチングQ&A—医療・看護の現場からの質問40．真興交易医書出版部，2006．

執筆

瀬田 拓　（みやぎ県南中核病院 リハビリテーション科）
道又 顕　（東北大学大学院 医学系研究科 肢体不自由学分野／一般財団法人広南会 広南病院 リハビリテーション科）
田邊素子　（東北大学大学院 医学系研究科 肢体不自由学分野／東北福祉大学 健康科学部 リハビリテーション学科）

NOTE

第8章 コーチングスキルトレーニング

1 はじめに

　この章では，リハビリを行う医療関係者が，患者やその家族に対してコーチングを活用したコミュニケーションができるようになるためのトレーニングを紹介する．通常，トレーニングは1〜2日間の初期研修に始まり，その後の継続性がポイントとなる．コーチングはあくまでコミュニケーションのスキルであるため，概念を理解するだけでなく，スポーツの技を磨くのと同様，継続的なトレーニングを行ってこそ身につくからである．

2 コーチングの概念を知る（→トレーニング1）

　トレーニングを始めるに先立ち，コーチングについての大まかな概念を理解する必要がある．ここではコーチングの歴史や語源を知ったうえで，まず一般の会話との大きな違いとして，コーチングが目標達成をサポートするコミュニケーションであるということ，またコーチングフロー（図1）に基づいた会話であるという点を理解する．また別の角度から，自分の経験や知識を相手に伝えるティーチングと，相手の能力や自発性を引き出すコーチングとの違いを明確にしておきたい．そして構造的な部分としては，コーチングの3原則（図2）やコーチングカンバセーションがある．コーチングカンバセーションについては，仕組みを聞くだけではイメージしづらいので，デモンストレーションなどを通じて，あらかじめ実際のイメージをもってもらうと効果的である．

> **トレーニング1**
> コーチングの概念を聞いて感じたことや疑問点をシェア（他の人と分かち合うこと）する．

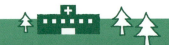

図1　コーチングフロー

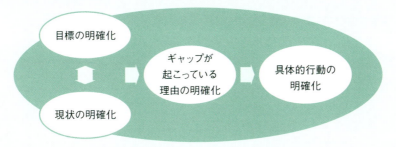

ステップ1　現状の明確化
ステップ2　望ましい状態の明確化
ステップ3　現状と望ましい状態のギャップを引き起こしている理由と背景の発見
ステップ4　行動計画の立案
ステップ5　フォローと振り返り

図2　コーチングの3原則

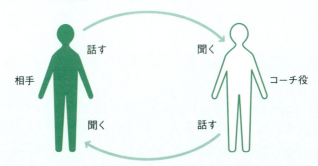

双方向（interactive）
　問いかけて相手が話すといった，話し手と聞き手が交互に入れ替わる双方向性の会話のなかで相手のモチベーションを引き出す．
個別対応（tailor-made）
　100人いれば100通りの考え方がある．常に相手に合わせたコミュニケーションをする．
継　続（on-going）
　継続的なフォローをする．

3 フィードバック（図3）

(1) フィードバックを受ける

どんな人も，自分ではよかれと思うコミュニケーションをしている．しかし，重要なのは相手にどう影響したかということである．実際，好意から出た質問が相手にとってはうるさい問いかけであること，褒めたつもりが評価に聞こえるなど，コミュニケーションには必ずといっていいほど誤差が生じている．しかしこの誤差は相手に聞かなければ知ることができない．フィードバックはこの誤差を知るためのもので，この誤差を知ることで初めて，自分のコミュニケーションを変える必然性に気づくことができる．また一方でそれまで当たり前にしていたよい点を指摘されることで，その部分を強化することもできる．したがってトレーニングでは，繰り返しこのフィードバックを活用する．フィードバックを受けるには，次のような方法がある．

①ロールプレイング

研修などの場で，パートナーと2人組，または観察者を加えた3人以上の組になって，実際の場面設定をしたうえでコミュニケーションのロールプレイングを行う．終了後，どのように感じたか，またどのように見えたかのフィードバックをもらう．この方法は，フィードバックを受け取ることのファーストステップである．

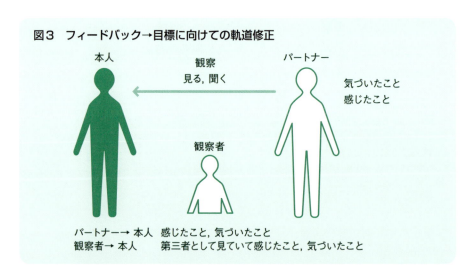

図3　フィードバック→目標に向けての軌道修正

②職場でのフィードバック

　たとえば医師が次のようにフィードバックを求めることもできる.「ちょっといいですか. これで診療は終わりなのですが, 私のコミュニケーションについて思っていることはありますか？」. また, 時には「私にどんなふうにしてほしいですか？」などとリクエストを求める形で聞くこともできる. またそばにいる看護師に,「先ほどの患者とのやりとりをどう思いましたか？」などと第三者的なフィードバックを求めるのもよい. ただ基本的にこちらがよほど配慮しなければ患者は正直に話してくれないことを忘れてはならない. 患者はそれほど本音を言いにくい立場にあるからだ.

③360度フィードバック（図4）

　フィードバックをもらう方法には, 360度フィードバックというシステムがある. これは職場の上司・同僚・部下から同時にフィードバックを受ける方法で, それぞれの立場の複数のメンバーから, 匿名性が保たれるシステムを使ってフィードバックを受ける方法である. これは上司と部下, 先輩と後輩などのような, 立場上の関係から率直なフィードバックを受けにくいときなどによく活用される. フィードバックをする側に正直に言える環境を用意するという配慮は, 価値あるフィードバックを得るための重要な要素である.

> **トピックス①**
>
> 　ある医療現場で, 患者が外来の診察室を出ていこうとドアに手をかけたとき, 医師が「話したいことを全部話せましたか？」と聞いた. すると患者は振り向いて「あの…」と家のことを話し始めた. 医師としては「それを最初に話してほしかった」という内容であったという. メタコミュニケーションは,「ここまで話してみてどうですか？」,「話したいことを全部話せましたか？」とフィードバックを求める方法の1つである.

図4　360度フィードバック

コミュニケーションスキルに関する自己認識と他者認識のギャップを明確化し，学習意欲の醸成，学習効果を高めることを目的として実施する．

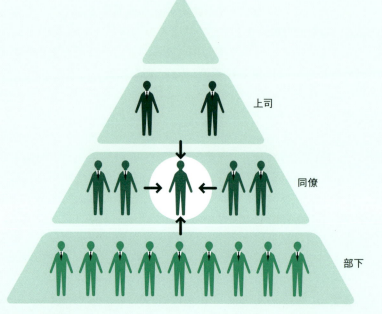

同僚と部下には自分とのコミュニケーションについて，一方上司には自分と周りの人とのコミュニケーションを見ていて感じることをフィードバックしてもらう．

(2) フィードバックをする（→トレーニング2）

　相手にフィードバックをするときには，フィードバックを受ける側はどうしても否定のメッセージととらえがちだということを忘れてはならない．ネガティブなフィードバックのときは，「今から話すけど，これは否定ではなくあなたのために言うのですよ」などポジティブなメッセージであることをまず伝え，受け取ってもらえるよう気持ちの準備をしてもらうとよい．医療関係者にとっては当然の情報も，言われる患者にとっては大きなショックを受ける可能性があることを常に念頭に置く必要がある．

　なお，強い信頼関係があれば「さっきの言い方はきついよ」，「あれでは無理じゃないの？」という一言で伝わることもある．「はっきり言ってくれて

ありがとう」と言ってもらえるかもしれない．ただ，気をつけたいのは，こちらは信頼関係があると思っていても，相手も同じように思っているかどうかはわからないということである．特に医療関係者と患者，上司と部下などの場合は注意したい．

> **トレーニング2**
> 1. 2人組になって，話し手と聞き手を決める．
> 2. 話すテーマは，コーチングスキルがうまく使えるようになったらどこに役立つのか？　どんな未来になるのか？　患者との関係がどうなるのか？（3～5分間）
> 3. 話し手から聞き手に具体的なフィードバックをする．（約1分間）
>   （例）視線が合わないので話す気がなくなった．あの質問はよかった．
> 4. フィードバックを受けて気づいたこと，感じたことをシェアする．

トピックス ②

　サッカーやラグビーのチームでは，「もっと走れよ」，「そんな走り方じゃだめだ」，「下手なパスをするな」といった一見ネガティブな会話が飛び交う．医療現場でも，「血圧が高い」，「血糖値が下がっている」など患者に対してネガティブな事実を伝える．しかしいずれの場合も，一見ネガティブに聞こえる言葉も，チームが勝つため，患者は自分の治癒や生存のためのポジティブなフィードバックであると理解しているからこそ，相手は受け入れる．
　コミュニケーションも全く同様である．医療現場をチームと考えたなら，表面的にはネガティブにみえる言葉も，実際には組織を働かせ，チームワークをよい方向に向かわせるための必要なフィードバックという考え方になる．この前提を理解しているかどうかが，フィードバックを聞けるか，反発を生むかの分かれ道となる．

4　安心感

　双方向性のコミュニケーションは，問いかけて相手に話をさせることが基本である．そのため相手に話をしてもらうための安心感という要素は欠かすことができない．安心感には2通りあり，第1にはその場で何でも話せるというこの瞬間の安心感，そして第2にはもっと大きな意味での信頼関係に基づく安心感がある．この両方があって初めてコーチングが可能になる．

(1) ペーシング（→トレーニング3）

　その瞬間の安心感を築くための大きな要素としてペーシングという概念がある．これは，若者にはテンポよく，お年寄りにはゆっくり話すなどという型通りのものではなく，相手に合わせ，相手の心地よさに配慮したコミュニケーションをとるということである．具体的には，話す速さやトーン，会話の内容，言葉遣いなどノンバーバルコミュニケーションを中心としたさまざまな要素が含まれる．

　たとえば同じことを言うにしても顔を見て話すのと下を向いて話すのとでは相手に与える印象は大きく異なる．「治りますよ」と言う場合も，ネガティブな表情で伝えれば患者は不安を感じてしまうかもしない．ノンバーバルな要素はトレーニングの際のかなり重要なファクターである．

トレーニング3

1. 2人組になって正面から向かい合う．
2. 手は膝の上，ぶつからないところまでぐっと近づく．
3. お互いに居心地のよいところまで少し離れる．
4. Aさんが姿勢を変える（横向き，斜め，後ろ向きなど）．
5. Bさんは，何を感じるか，居心地や印象，何を考えているように見えるかをフィードバックする．
6. AさんはBさんにとって居心地のよい位置を探す．Bさんは感想を言いながら試す．

　正面で向き合ったときの距離感と，同じ距離で横向きのときの距離感の違いなどから，相手にとって安心感のある立ち位置や姿勢などを理解し，ノンバーバルコミュニケーションの影響などを共有する．

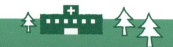

(2) 信頼関係をつくる（→トレーニング4）

信頼関係とは，ある意味では長期的な安心感のことである．医療従事者として，患者や家族の問いかけに的確に答えてあげられる，相手のニーズを汲み取るといった面での信頼関係の構築はなくてはならない．

そして，コミュニケーションの量を増やしていくとき，承認のスキルを使って「あなたを見ているよ」，「受け入れているよ」というメッセージを伝えることは信頼関係づくりに効果的で，これを地道に繰り返すことでコーチングの言葉も入りやすくなる．

> **トレーニング4**
>
> 3人組になって，信頼関係を構築するために，承認のスキルを日常のどんな場面で使えるのかを具体的に考える．日ごろどんな場面でどんな言葉をかけているのか，また「こんなふうにも使えるのではないか」という具体的なアイディアを出し合う．
> （例）おしゃれしてきたとき「流行だね」，「髪型を変えたね」など．
> 　　　頑張っているね．
> 　　　毎日歩いていてすばらしいですね．
> 　　　最近疲れていない（気遣い）？
> 　　　旦那さん頑張っていますよ（家族へ）．

5　承認と質問 −コーチングの場面をイメージする−（→トレーニング5）

患者とコーチングを使った会話をするとき，まず基本となるのは承認と質問であろう．承認は，信頼関係づくりをはじめ，モチベーションの維持やよい行動の強化などさまざまな場面で効果を発揮する．また効果的な質問は，患者が自らの気持ちを整理し，未来のビジョンを描くための有効なサポートとなる．

ある糖尿病の外来を担当する医師は，コーチングを学んで「患者にしていることは日々詰問だった」と気づいたという．もちろん患者の身体を思ってのことには違いないが，結果として行動改善は起こりにくく，患者が来なくなることもあった．この医師は，今後は患者に対して，「どういう生活を送りたいのか？」，「症状が改善されたら何をしたいのか？」，そして「インシュ

リンの注射を打たないで済んだら生活がどう変わると思うか？」と患者に未来を聞いてみたいという．

このように自分がコーチングスキルを活用したいと考える具体的な場面をイメージし，トレーニングに具体性をもたせることが大切である．どのような場面で誰に，どのような承認の言葉をかけるか，どのような質問をするのか，具体的にイメージして実践につなげてほしい．

トレーニング5

今担当している患者に対して，どんな承認ができるか，どんな問いかけを起こせるか，各自考えシェアする．

(1) 3分間コーチング (→トレーニング6)

もともとリハビリの現場では，スタッフはトレーニングの内容について患者と相談しながら訓練を行うが，ここに患者の未来を創るコーチング的な会話を盛り込むことで，患者のリハビリに対する意欲を高めたい．それには歩いている最中に声をかける承認の仕方，相手のタイプに応じた質問の仕方などの工夫が必要である．

トレーニング6

1. 3人組になって，医師役・患者役・観察者役を決める．
2. 患者の設定は，継続して通院しているがあまり積極的にリハビリに取り組まず，ときどき約束を破る人とする．
3. 3〜4分の面談で原因を特定していく会話をする．
4. それぞれの立場で感じたことをフィードバックする．

トピックス③

ある医療現場に一人の脳卒中を起こしたお年寄りの男性がいたが，彼はなかなか一人で歩けるようにならなかった．見ていると，歩行訓練も次第に億劫になっている様子であった．

そこであるOTは「一人で歩けるようになったらどうしたいの？」と質問してみた．すると「今は近くのコンビニにも行けないから，嫁に買い物を頼んでいるが，それは気が引ける．本当は自分で買い物に行って好きなものを買ってきたい」との答えが返ってきた．まさしく未来のビジョンである．

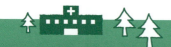

驚いたことに，その話をしてから彼は今までにない熱心さで歩行訓練に取り組み始めたという．人に言われたからでなく，「一人で買い物に行きたい」という自らのビジョンがそうさせたのだ．自分がどうしたいのか，という点に光が当たることこそがモチベーションにつながる．

なお，このようなとき，「歩けるようになったら何をしたいかをイメージしてください」という抽象的な問いかけではなく，実際に何をしたいのかを具体的に言葉にしてもらい，オートクライン（人と話をしながら，自分が自分のしている話を咀嚼することで，考えが整理されたり，アイディアがひらめいたりする作用）を起こしていくことがポイントである．

(2) 相手を知る（→トレーニング7）

短時間のコーチングでは特に，相手をどれだけ知っているかによって出せる言葉が違ってくる．医療情報だけでなく，家族構成から前回来たときの会話，どんな承認の言葉に嬉しそうな表情をしたかなど，個々の情報収集をもとにした言葉がけは信頼関係を構築するうえでも効果的である．

> **トレーニング7**
>
> ある患者を想定して，その患者についてどんなことを知る必要があるのか，どんな情報収集をして，どう扱っていくのかについて話し合う．

6 継続的なトレーニングの必要性

研修で学んだことを実際に現場で試すと，必ずうまくいくこととうまくいかないことが起こる．

そこで，うまくいかなかったことを，再びトレーニングの場にもち帰って事例として検討する必要がある．そして事例検討した結果を再び職場にもっていって試す．このトライ＆エラーの繰り返しによって，スキルを自然に使えるものとして身につけることができる．継続的なトレーニングが必要な理由はここにある．

事例検討の方法は，プロのコーチの下で行うことができればベストであるが，職場でコーチング研修を受けた者同士がグループを組み，自主的な事例検討会を開催してもよい．頻度は，1～2週間に1回程度行えるのが理想である．

(1) グループディスカッション

週に1度～月に1度集まって，お互いに職場で実践した情報を共有し，それぞれの事例の検討やフィードバック，またロールプレイを行うといったワークショップ形式で行う．

(2) 電話会議

電話会議を通して，週に1回，情報を共有し，振り返る時間をもつ．

いずれの方法をとる場合でも，定期的に行い，継続することが重要である．振り返りの際には，各自が実践してみてどうだったかという体験の分かち合いはもちろんのこと，それに対して他の参加者からのアドバイスやフィードバックを必ず盛り込んでいくようにしたい．

7 パーソナルファウンデーションを整える

これまでさまざまなトレーニングについて述べてきたが，最後に身につけたスキルをより一層活かすための1つの考え方についてお伝えしたい．自分のパフォーマンスを上げるためのベースとなる考え方で，コーチングでは「パーソナルファウンデーションを整える」という．

人は，体調が十分でないとき，また気持ちに余裕がないときなどには，どうしても普段なら許容できるはずのことにカッとなったり，約束を守らない患者に普段以上にイライラしたりしがちである．このように気持ちがネガティブなときや過度に敏感になっているときには，まず自分の状態に気づき一息入れることである．原因が忙しさからきている場合，状況は変わらなくとも，自分の状態に気がつくことで少しでも自身を整えることが可能になる．

プロフェッショナルとして仕事のパフォーマンスを最大限に発揮するためには，パーソナルファウンデーションを常に整えておきたい．二日酔いにならないような体調管理や，未完了なことを減らす努力がベースとなる．たとえば多額の借金を抱えれば精神的な重荷になるし，締め切り間際の原稿など気がかりな仕事があれば目の前の仕事に集中できないかもしれない．

人は睡眠が十分で気がかりがなく，自分なりにコンディションが整う条件が揃えば必ずやエネルギーが上がる．「今日は頑張るぞ」と思うだけでなく，

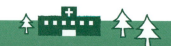

そのための準備にも気を配りたい．

> **トピックス ④**
>
> ファウンデーションの強化について，一流のプロの選手は徹底して取り組んでいる．野球のイチロー選手などは天才的であろう．彼は「シーズンが始まってから頑張っても遅い」，「試合が始まってから頑張っても遅い」，「全部その前に勝負は決まっている」という．だからルーティンが明確で，試合前の準備も毎回寸分たがわず一定している．そして試合中はただ楽しんでパフォーマンスを発揮するという発想である．松井秀喜選手も同様で，彼はシーズン中にお酒を飲むことは一切しないという．たとえ次の日が休みでも飲まない．体調を少しでも崩したら1日回復しないとわかっているから，セットアップに細心の注意を払う．本物のプロである．

8 おわりに

ホスピスでの仕事をしているある医師は，命があと数日と悟った患者にこそ「明日何をしたいですか？」と聞く必要があるという．「何かをしたい」，その気持ちこそが人を能動的にさせ，生きる原動力になるのだと．

かつてアウシュビッツ強制収容所で生活した経験をもつ心理学者のヴィクトール・E・フランクルは，過酷な環境のなかでも生き続ける理由をもっている人は生きられることを発見したという．生きる目的，未来の目標は人の生命力に影響するほどの大きな力をもつ．日常その部分に光が当たらないことも多いが，命に携わる医療関係者こそ患者の未来への気持ちに焦点を当てるべきではないだろうか．

人はただ食べて寝るために生きるわけではない．医療関係者として，患者の「未来に何をしたいのか？」にアプローチし，患者の生きる意欲を高められるよう，ぜひトレーニングを重ねてコーチングスキルを役立てていただきたい．

> **執筆**
>
> 桜井一紀（株式会社コーチ・エィ 取締役専務執行役員／エグゼクティブコーチ）

事例編●第9〜10章

　事例は著者らの体験に基づいたフィクションである．また，「成功例」ではなく，素材であると考えていただきたい．「コーチング的に正しい会話」というものはない．大切なことは，その場で交わされた言葉，声の調子，表情，しぐさからコーチが何を聞き（見）分けられるかである．そのため疾患の事例では症状の詳細はあえて明示していない．読者自身が主訴や経過など，患者像を描くために発する疑問や関心の方向に意識を向けることで，自分のいわば「アンテナの立て方」の癖に気づくだろう．そして読者であるあなたならば，どのように会話をコントロールするだろうか．想像しながら読んでいただきたい．

　第2版では，組織マネジメントへの応用事例を加えた．多職種協働や人材育成にコーチングを活用するための気づきが得られるものと考えている．

　なお，いわゆる接遇マニュアルではないので，会話例では著者にとってリアルな言葉遣いを用いた．不快に感じられる箇所があるかもしれないがお許しいただきたい．

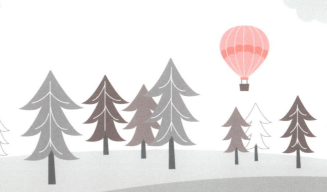

第9章 疾患ごとのコーチングスキルの応用

◆◆ 脳卒中のリハに活かすコーチング

(1) 急性期病院の場合

疾患の理解のポイント

脳卒中は急性発症した脳出血，脳梗塞，くも膜下出血を指す．運動，感覚，認知，自律神経機能などに障害をきたし，急性期の医学的管理では，誤嚥性肺炎，深部静脈血栓症，神経因性膀胱などの合併症に注意を要する．リハビリテーション（以下リハ）として，できるだけ早期に離床へ向けた能動的な訓練を開始するとともに，機能的帰結を予測し専門的で強力な（intensive）リハ介入の適応を判断することが大切である．この時期は，自己の病態を認識することが困難である一方，すでにうつ症状を呈する場合もある．

回復期では，脳の障害部位に特異的な症状や障害像を呈し，それに対する機能訓練や日常生活動作訓練，摂食嚥下や排尿の管理（基本的にはカテーテルを外す）などが行われる．症状や対応については急性期と重なる部分もあるが，医療者は患者の不安や抑うつに注意を払い心理的に支持する一方で，未来に患者の視点を向けてゴールを共有すること，そしてその実現に向けて動機づけを高めることが大切である．

在宅に移行すると医療者が患者の生活をコントロールすることはほとんどなくなる．外来診療における医療者の役割として，再発予防，身体機能の改善・維持を含めて患者自らが設定する目標を達成できるように支援したり，家族が患者を支えられるように教育したりすることが重要な位置を占めるようになる．

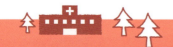

リハに必要なコーチングの視点

- 患者の安心
- 患者による自己の身体状況への気づきと残存機能の認識
- 患者の生きる意欲と機能回復への動機づけ
- 患者と医療者とのラポール形成と治療への合意
- 患者と医療者が会話自体を楽しむこと

リハ・コーチとしての問い

- 患者は自己の障害と周辺状況をどのように認識しているか．
- カテーテルの挿入による身体拘束，ベッド上での排泄は患者の自尊心にどのような影響を及ぼしているか．
- 失語症に陥ったときの患者の不安はどのようなものか．家族はそれをどのように理解できるか．
- 自身が病前にもっていた「脳卒中で寝たきり」などの物語に患者は影響を受けているか．
- 医療者は医療者-患者関係において医療者のパターナリズム（父親的温情主義）と患者の依存心をどのようにコントロールするか．
- 医療者は医療者側の忙しさと患者の耐久性という制約のなかで，会話の時間をどのようにつくるか．
- 医療者は静かに対話することのできる環境をどのように整えるか．
- 医療者は病状が悪化したときにどのような会話を交わすか．
- 脳卒中による抑うつや障害への心理的反応はコーチングにどのような影響を及ぼすか．
- 薬剤が行動に与える影響に関する知識をコーチングにどのように活かすか．

コーチングスキル

- ペーシングによる安心感の醸成
- 質問による現状把握の支援
- 質問と提案による目標の明確化
- 会話の「場」をつくる．

> **事例1** 脳塞栓症による片麻痺患者とベッドサイドで

　Aさんはダンサーになるための学校に通っており，練習中に突然右片麻痺を生じて入院した．左心房内粘液腫による左中大脳動脈領域の脳塞栓症と診断された．発症後2日目に意識は清明で，喚語困難があったが，聴覚的理解は良好であった．右上下肢の随意運動はほとんど不可能であった．

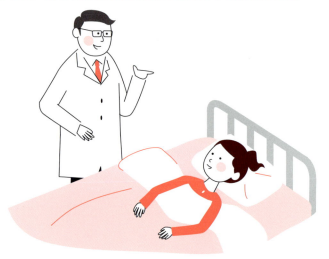

 こんにちは．リハ科の○○です．診察に来ました．（目を見て）❶
（うなずく）
〔神経学的診察を施行〕
　今は右手足の麻痺が重いですが，これから訓練をしていきましょう．よくなってほしいと思いますが，もし，回復が不十分で車いすで退院するとしたら，どうしますか？
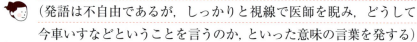（発語は不自由であるが，しっかりと視線で医師を睨み，どうして今車いすなどということを言うのか，といった意味の言葉を発する）
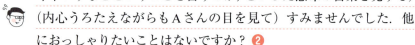（内心うろたえながらもAさんの目を見て）すみませんでした．他におっしゃりたいことはないですか？❷
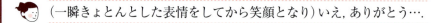（一瞬きょとんとした表情をしてから笑顔となり）いえ，ありがとう…．

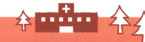

❶　あいさつは最も基本的な「承認（相手の存在に対する承認）」である．身だしなみ，目の使い方，声の出し方に気を配る．また相手にとって安心できる場所に医師は立つ，あるいは座るよう心がける．顔の真横では圧迫感がある．距離と方向（左右，上下）に配慮する．尋ねられるならば，「どのあたりに私が立つ（座る）と話しやすいですか？」と質問してもよい．

❷　障害の機能的予後を説明することはリハを進めるうえで重要である．しかし，発症直後に活動や参加のレベルで現実的な判断を患者に求めるのは明らかに不適切である．患者が怒るのは当然として，怒りを表明してくれたことは，この医師にとっては幸運であった．

　本事例の会話はコーチングの会話とはとてもいえないかもしれない．会話のスキルは使われず，患者との会話もかみ合っていない．しかし，結果として患者はすぐに笑顔になった．ここで強調したいのは，コーチングのスキル以前にあるコーチの姿勢である．コーチングは単なるスキルではなく，対等な関係で患者の回復を心から願い，患者がどのような人なのかに関心をもつコーチが行うコミュニケーションである．

ドリル1　日常生活で次のことに意識を向けたり練習したりする

（1）アイスブレイク
　　①相手がどこに立つ（座る）と自分は安心するか．
　　②自分が安心できる距離はどれくらいか．
　　③相手の目を見て話す．
　　④どのような眼差しで見られると安心するか．

（2）ペーシング
　　①相手のペースに合わせる．
　　②表情，しぐさ，話す速さ，声の調子など言語以外の要素に意識を向けて聞く．

COLUMN

リハ・コーチに必要なスキル

　コーチングは単なるスキルではなく，対等な関係で患者の回復を心から願い，患者がどのような人なのかに関心をもつコーチが行うコミュニケーションである．とはいえ，スキルも重要である．熱意だけでは手術がうまくならないのと同様にコーチングにも練習が必要である．リハ領域のコーチングはリハ技術の修練を通して学習されるのだと思う．

　たとえば失語症を考えてみよう．重度の失語症では会話によるコーチングは不可能であり，特にコーチングで用いることが推奨されるオープンクエスチョンに患者が答えることは極めて難しい．しかし，失語症の診療に十分の経験を積んだ専門家であれば残された言語機能の回線を通してコミュニケーションを図ることができる．さらに患者が相手の表情や状況を読み取ることができ，非言語的であっても意思の表出が可能ならば，コーチングコミュニケーションは成立する可能性がある．物品名を呼称させたり指示に従わせたりといった表面的なやりとり（これも大切な診療行為であるが）の先にある，その患者に興味をもって接することが重要である．

第9章●事例編　疾患ごとのコーチングスキルの応用

診察室で麻痺のことを話題にする

Bさんは企業の管理職で，右被殻出血による左片麻痺と注意障害を生じた．

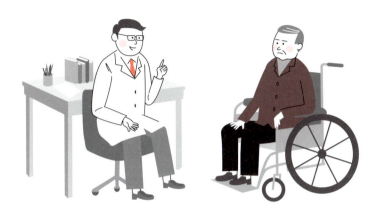

- 具合はどうですか？
- 別に．全然だめだよ．❶
- そうですか．全然だめですか．（相づちによるペーシング）
- 左手が全然動かないんだ．
- 診てもよろしいですか？
- （うなずく）
- （Bさんの左手を自分の両手でしっかりと把持し）肩や手に痛みはないですか？
- ないよ．
- 左手は握れますね．（承認）
- ああ．でも開けないんだ．
- 私がBさんの指を少し曲げたり伸ばしたりしますから，合図に合わせて伸ばす努力をしてみてください．
- 今親指が少し伸ばせましたね．（承認）
- ああ．

🧑‍⚕️ リハビリのことで何かご質問があればうかがいたいのですが….

🧔 別に．患者は何にもわからないからお任せしますよ．❷

🧑‍⚕️ わかりました．いつでも気になったことがあればおっしゃってくださいね．

🧔 （うなずいて）よろしく．

🧑‍⚕️ 今日は左手が動きましたね．（承認）

🧔 ああ．

🧑‍⚕️ 動いたときは，どんなふうに手に命令を送ったのか教えてもらえませんか？

🧔 自分でもよくわからないよ．

🧑‍⚕️ どんな感じなのでしょうね．（拡大質問）

🧔 ああ．

🧑‍⚕️ （患者が考えている間，沈黙する）お聞きになりたいことがありますか？

🧔 何で動かないのだろうか．MRIを見せられて「出血している」と言われても，よくわからなくて….

解説

❶ コントローラーの患者を想定した会話である．ただし，コーチングで使うタイプ分け™（p20参照）は健常成人のデータに基づいており，患者−医師関係の会話において，また脳に障害がある場合には必ずしもあてはまらない．けれどもさまざまなコミュニケーションスタイルがあるという認識は必要であり，脳卒中でも便宜的に4つのタイプ分け™を使用する．アナライザーと推定すれば詳しい訓練の段取りを聞きたいのではないかと配慮する．サポーターの印象があれば，質問への回答や診察でみられる協力的な態度に感謝の意を表することを意識する．脳卒中急性期にプロモーター的な特徴がみられることは少ない．タイプ分け™はこのように，その人の性格や内面ではなく，あくまでもコミュニケーションのスタイルである．

❷ 本事例で扱いたいテーマは，患者の気がかりや要望，質問などを引き出す

ことである．患者をだまらせているものは何かに注意を払う必要がある．質問がないかを尋ねる質問例をあげる．
　①何か質問はないですか？
　②わからないことはないですか？
　③何かお聞きになりたいことはないですか？
　④もしご質問があれば，どんなことでもうかがいたいのですが….

　いずれも質問を丁寧に聞こうとしている．けれども質問ができるのは患者自身が何がわからないかがわかっている状態であり，この状況で質問ができる患者は稀である．「リハビリのことで」と限定するのは1つの方法ではある．別のやり方として感想に近い言葉を引き出すのもよいかもしれない．「どんな感じなのか？」という問いを共有できたところに注目していただきたい．医療者は医学の専門家であるが，その患者の病気の体験は全くわからない．麻痺では運動表象が実運動と結びつかないのだと表現してもその中味はわからない．コーチは「相手のことを知らない」という認識と相手への興味をもち続ける必要がある．医療者として切実に知りたい問いを患者と共有できたときに患者は語り始めるようである．

ドリル2　日常生活で次のことに意識を向けたり練習したりする

(1) 自分が行う質問のパターンを知る．また拡大質問を有効に使う．
　①この1週間に患者以外の他人に何かを尋ねたことがあるか．
　②その質問はどのような意図や目的でなされたか．
　③誰かに拡大質問をされたら3つ以上の回答をあげる．

(2) 相手のタイプに合わせた会話をする．相手の受け取りやすい言葉を投げかける．
　①この1週間に交わした会話で感じた違和感を思い浮かべる．
　②他人と会話自体を目的として3分間会話する．
　③自分が憧れたりモデルにしたりするのはどのような人か．

> **事例 3**　回復期病院への転院を間近に控えた患者

　Cさんは50代の女性で飲食店を営んでいる．4週間前に右脳出血，くも膜下出血を発症し，開頭血腫除去術が施行された．手術の4日後からリハ訓練が開始された．重度の左片麻痺があり，身辺動作全般に介助が必要であったが，3週間の訓練でADL介助量が軽減した．さらにリハを継続するために回復期病院へ転院することとなった．今後のことについて患者からOTに相談があった．

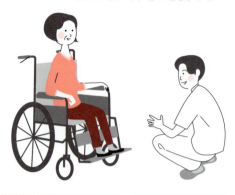

- 🧑‍🦱 ○○先生，私，転院しても大丈夫かな？（3週間の訓練で患者 – 治療者間のラポールは形成されている）
- 👨 別に僕は大丈夫だと思いますよ．（「あなたは大丈夫」と言う代わりに，私はこう思うという**Iメッセージによる承認**を使う）
- 🧑‍🦱 ……（うなずき）
- 👨 1つお聞きしてもいいですか．（**質問の前に許可をとり相手が聞ける状態をつくる**）❶
- 🧑‍🦱 はい．
- 👨 「転院しても大丈夫かな」って言いましたけど，どういう意味かもう少し詳しく教えていただけますか？（**ペーシング**）
- 🧑‍🦱 私，歩けるようになるのかな？
- 👨 Cさんはどう思いますか？
- 🧑‍🦱 わからないから○○先生に聞いてんの！
- 👨 けど……，Cさん，それは僕もわからないなぁ….
- 🧑‍🦱 そんなんで，リハビリの先生やってんの！
- 👨 ……（**ゼロポジション，沈黙**）Cさん聞いてもらえますか？❷

> 🧑 （うなずき）
> 👨 「歩ける」っていうのは，どんなことをイメージしていますか？
> 🧑 ……（沈黙しているが視線は合わせている）
> 👨 どんなふうに歩けたら，と思いますか？
> 🧑 ……（視線は合わせている）
> 👨 杖をついたり装具を使ったりすれば歩けるようになるかもしれませんね．でも，今までと同じようには歩けないかもしれません．歩けたらどんなことがしたいですか？
> 🧑 ここ（病院）に遊びに来たい．
> 👨 ここに来るだけなら車いすでも来られますよ．移動だけなら歩くことにこだわらなくてもいいんですよ．いつでも来てください．Cさんがここでリハビリをしてきた様子を見て，僕は（Cさんが）次の病院に行っても同じようにリハビリを頑張れると思いますよ．(Iメッセージによる承認)
> 🧑 （笑顔で）ありがとうございます．

解説

❶ Cさんの質問に「大丈夫」という答えだけで終わらせずに，さらに言葉を引き出す．それによりCさんの気がかりを堀り下げて言語化していく．

❷ 患者がきつい言葉を投げかけてきたときは深いコミュニケーション（価値観を扱う）を交わすきっかけになる．医療者は感情で反応せずゼロポジションを意識して，患者の言葉の意味をよく考えることが大切である．

ドリル3　気がかり（言葉にならない漠然とした引っかかり）に注意を向ける

練習項目
① 自分の気がかりを3つあげる．
② それぞれについて相談できる人を1人あげる．
③ 実際に相談する．そのときにどのように切り出し，何が明らかになったか．

(2) 回復期病院の場合

疾患の理解のポイント

発症後概ね1～2カ月後から半年後までの期間で，神経症状の回復が継続してみられると同時に，肩手症候群や視床痛などの新たな合併症が出現する時期である．急性期から引き続きうつ症状に注意する（うつ状態はコーチングの相対的禁忌と考えた方がよい）．早期離床や身辺動作の自立といった単純な目標に向かった急性期と異なり，複数の医療専門職が機能的帰結の予測に基づいた目標を設定し，治療計画を立て，これらが組織化されて患者に提供される．

リハに必要なコーチングの視点

・患者の安心
・自己の身体状況への気づき
・「残存機能」と「できること」の視点
・優先する行動の明確化
・患者を中心とした治療チームのコミュニケーション

リハ・コーチとしての問い

・病院が生活の場となることは患者にどのような影響を与えるか．
・食事や衣服を自由に選択できないことでどのような気持ちになるか．
・性的活動を制限されることは患者にとってどのような意味をもつか．
・身体機能の回復という変化をどのように患者にフィードバックするか．
・未知の治療を受ける患者にできる配慮は何か．
・患者が学習の過程で失敗することについてどのように扱うか．
・患者が回復の限界に直面することに対してどのように備えるか．
・障害への適応を最短の期間で達成する方法は何か．
・科学的な帰結予測と患者の物語との乖離をどのように扱うか．
・入院期間の制限が患者にとってもつ意味は何か．

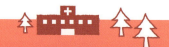

事例 4 転院して間もない回復期病院で

　Dさんは65歳の女性．右内包後脚の梗塞による左片麻痺を2カ月前に発症し，急性期治療の後，2週間前に回復期の病院に転院した．転院時に左上肢の麻痺が残存する可能性が高いことを主治医より告げられている．平地歩行は杖で可能である．日常生活を再獲得していく過程にある．

作業療法室での会話①

コーチングスキル
①承認により患者の欲求（hope）を引き出す．
②質問により新しい視点を獲得する．

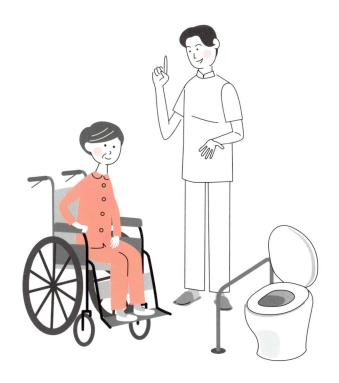

(あいさつを交わした後)

今日の訓練を始めたいと思いますが，その前に何かご質問や気になっていることはありますか？❶

いいえ，別に…．❷

右手だけでだいぶいろいろなことができるようになりましたね．今日は，トイレの動作を練習しましょうか．

はい．

(OTはDさんにトイレ移乗動作の手順を自らやって見せながら説明して，)

何か質問はありませんか？

大丈夫です．(と言うものの，なかなか動こうとしない)❸

何を聞いてもいいですよ．何か気になることがあったら教えてください．

うーん…．左側が麻痺しているのに，なんで右側での練習ばかりなのかなと….

それが気になっているのですね．左側の麻痺(患者の言葉をそのまま使う)のことをどのように思っていらっしゃるのかうかがってもよろしいですか？

左手が元の通りに戻ってほしい．主治医の先生からは麻痺が残ると言われているんです．信じたくないけど，そうなのかなと考えると…ショックで….

(強い関心を示して) そのときの気持ちをもう少し詳しく教えていただいてもよろしいですか？❹

………………………………………………………………

教えてくださってありがとうございます．それでは，今Dさんがご自分のためにできることは何だと思いますか？

訓練．まず，一人でトイレに行けるようになること，ですね．

(続く)

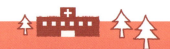

❶　患者にとって医療者に質問することは大変難しい．患者は医療者から質問がないかと聞かれてもたいていの場合は何を聞いてよいかわからない．療法士は「この病院に移ってこられてから2週間になりますね」，「1日も休んでいませんね」，「毎日定時にいらっしゃいますね」などの承認を行い，話しやすい場をつくる．そのうえで気がかりなことや疑問点を明らかにしておくことはプレコーチングとして重要である．

❷　患者を黙らせているものが何であるかに注意を払う．治らないと言われることへの不安，医療者の話す言葉が理解できない，など複数の可能性を考え，聞き分ける．

❸　Dさんの内心はどうなのだろうか．麻痺した左手の訓練をやってもらいたいのかもしれない．Dさんがトイレ動作の方法や転倒のリスクなどについてどのように理解しているのかを確認する必要がある．トイレ動作が自立するとどうなるのかがイメージできていないのかもしれない．

❹　左手の完全回復は患者の素直な欲求である．このOTは左手の機能的帰結を教えるかわりに，患者の気持ちへの関心を示している．患者のショックは話題にしにくいかもしれない．たいていの医療者は「そうだったんですか…」と困惑顔になるだろう．けれども患者が麻痺が残ると言われて悲しい気持ちになっている，という解釈が正しいとしても，その悲しみがどのようなものかはわからない．むしろ強い関心をもって問いかけることも選択肢の1つとなる．脳卒中を予防できなかった後悔なのか，家族に負担をかけることへの気遣いなのか，訓練への失望なのか，丹念に聞き分け（傾聴），承認する．それらを通して患者は「麻痺でできないこと」から「残存機能でできること」に視点を移動することがある．その場合も，質問を使う．

作業療法室での会話②

コーチングスキル
①質問と提案による行動計画の具体化を図る（段取りをつける）．
②フィードバックによる行動の最適化を図る．

未来を扱う場面におけるティーチングとコーチングの違い

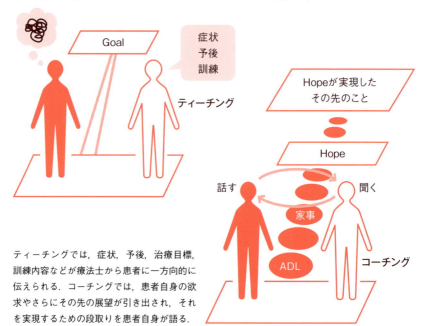

ティーチングでは，症状，予後，治療目標，訓練内容などが療法士から患者に一方向的に伝えられる．コーチングでは，患者自身の欲求やさらにその先の展望が引き出され，それを実現するための段取りを患者自身が語る．

（続き）
👨 ではまた私がお手本を見せますので，それから一緒にやってみましょう．わからないことがあれば何でも質問してください．
（Dさんは衣服の上げ下ろしの際にバランスを崩しそうになり，OTが介助する）
👩 すみません．うまくできないわ．
👨 もう一度やってみましょう．繰り返しが大切ですから．
👩 はい．

第9章 ● 事例編　疾患ごとのコーチングスキルの応用

（先ほどと同様にバランスを崩す）
- やっぱりできない…．❶

（しばらく訓練してから，）
- 今日はここまでにしましょう．お疲れさまでした．
- ありがとうございました．
- ご自身では何％くらいできたと思いますか？❷
- まだまだ全然だめですね．
- だめですか．私からDさんの印象を言ってもよろしいですか？❸
- はい．
- 私から見て完全にできる状態を10とすると，1週間前は2くらいでしたが，今は8くらいできていると思います．❹
- そうですか．これでもよくなっているのですね．
- はいそうです．では今日はこれで失礼します．❺

解説

❶　患者がうまくできないときに療法士として考えるべきことは，「課題動作の難易度の設定は適切か」，「現在の達成度はどのあたりか」，「教示方法は適切か」，「訓練環境は適切か」，「患者はどのように課題動作を理解しているか」，「動機づけは高いか」，「失敗をどのように受け止めているか」，「この数日の変化はどうか」などである．これらのなかから会話を通して明らかにできるものを聞き分けていく．また，Dさん自らが目標を設定する余地はないだろうか．

❷　ここではじめから「何％」の意味を厳密に定義する必要はない．患者が自由にイメージして答えるのに任せる．コーチングにおける質問の目的は，探偵のように患者の頭のなかを探ることではなく，患者の物語をさまざまな角度から引き出すことである．たとえば「60％」と答えたらその意味を尋ね，患者の話を引き出していく．患者から百分率の意味を逆に問われれば，そのことを通して患者のコミュニケーションスタイルを知ることができる．

❸　フィードバックや提案をするときには許可をとる．

❹　どの状態にあるかの確認（アンカーリング：anchoring）は大切である．ただし数字だけでは伝わりにくいこともあるので，課題動作を複数のステップ

に分けて，それぞれがどれくらい達成できているか（チャンクダウン：chunk down，チャンクとは塊のこと）を情報として提示するなどの工夫をする．訓練後に療法士が課題の達成状況を総括するような場合は，病棟での生活が自立できるレベルといった抽象度の高い表現で伝えることもある（チャンクアップ：chunk up）．チャンクダウン，チャンクアップは質問をして患者の話を引き出していくときにも意識することが大切である．対話をしても行動計画に結びついていかない場合，チャンクのレベルが変わらない「チャンクの横滑り」（p131参照）が起こっているかもしれない．

❺　患者がどのように「わかったのか」を尋ねる質問がほしい場面である．患者の「よくなった」とOTの「よくなった」は同じではない．数字を聞いてどのように感じたか，これまでの訓練はこの「よくなった」にどのように関係していると考えているのか，患者にとっても今は「8」なのか，残りの「2」を埋めるためにどのようなことができると考えているのか，などを注意深く聴き分ける余裕がほしい．また，最後に今回の訓練を振り返って総括する言葉を患者自身の口から引き出せることが望ましい．交わされたコミュニケーションを話題としたやりとりをメタコミュニケーションという．

ドリル 4　日常生活で次のことに意識を向けたり練習したりする

　患者の欲求を引き出す基本はアイスブレイクである．また行動計画を具体化するうえでは，会話のなかでチャンクのレベルを自由に移動する練習は役に立つ．日常生活で次のことに意識を向けたり練習したりしてみよう．

（1）会議のアイスブレイク（話しやすい雰囲気をつくる）
　　①参加者を黙らせているものは何かを意識する．
　　②アイスブレイクのためにできる会議開始時の工夫を3つあげる．
　　③アイスブレイクのためにできる会議環境の工夫を3つあげる．
　　④他人の意見を建設的に批判する言葉遣いを3つあげる．

（2）チャンクのレベルを移動する練習
　　①チャンクダウンする（小さな塊に分割して具体化する）ための質問を3つつくる．
　　②チャンクアップする（大きな塊にまとめて抽象化する）ための質問を3つつくる．

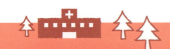

COLUMN

チャンクの横滑り

　抽象と具象の間の同じ階層で会話が進むこと．たとえば次のようなやりとりである．A「美味しいものを食べたいです」→B「どういう意味ですか？」→A「舌を満足させたいです」→B「もう少し詳しく教えてください」→A「ほっぺたが落ちるような感じです」．これでは美味しいものを食べたいというAの欲求を実現するための行動計画は立たない．実現するためには，どのような種類の料理を，いつ，どこで食べるのかを明らかにしていく必要がある．

　また誰と食べるかをイメージできれば動機づけになるかもしれない．すなわち限定質問でチャンクダウンする．B「料理の種類は何」→A「フランス料理」→B「いつ」→A「今日」→B「どこで」→A「X町のレストラン」→B「誰と」→A「友達と」．次にチャンクアップする．B「その会食はどのような意味をもちますか？」→A「忘れられない思い出になるでしょう」．このようにチャンクのレベルを移動させることで，行動計画が具体的になるとともに，実現のイメージが鮮明になる．

(3) 在宅生活期の場合

> **疾患の理解のポイント**
>
> この時期は，疾患管理からみれば，再発を予防し機能低下を防ぐ「維持期」であり，医療・介護専門職の役割は，患者が安定した在宅生活を長期的に送れるよう支援することにある．しかし，患者にとっては新たな環境に適応し，さらにそれを発展させる時期といえる．在宅に移行したときにコーチングに求められる機能は，最短で環境の変化に患者を適応させ，その先の展望を描きやすくすることであろう．

リハに必要なコーチングの視点

- 生活の一部としての医療
- 家庭・職場における患者の居場所
- 患者による自己の身体状況への気づき
- Not knowing：医療者は知らないという立場
- 患者自身が課題を見出せるような設問を立てること

リハ・コーチとしての問い

- 患者が欲していることは何か．
- 対話に使える時間はどれくらいか．
- 再発予防への患者の取り組み方はどの程度か．
- 患者の5年後のビジョンはどのようなものか．
- 家族との関係は患者にとってどのような意味があるか．
- 職場での人間関係は患者にとってどのような意味があるか．
- 廃用症候群や疼痛などの合併症に関する患者の知識はどの程度か．
- 身体機能の回復が少ないことは，患者の自立にどのような影響を及ぼすか．
- 医療チーム，介護職員の間で交わされているコミュニケーションの量はどの程度か．

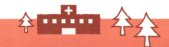

・症状はどのように受け入れられているか（症状への固執は患者・家族・医療者のいずれにも起こりうる）．

● コーチングスキル

・ペーシングによる安心感の醸成
・質問と提案による行動計画の明確化（未完了なことを完了させる）

事例 5　しびれを話題にする

　Eさんは67歳の男性．幼稚園のバスの運転手や用務の仕事をしていた．約1年前に視床出血による右片麻痺を発症．感覚障害が重度で，異常感覚（強いしびれ，ビリビリ感）もある．ブルンストロームステージは上肢Ⅳ，手指Ⅴ，下肢Ⅴ．杖を使用しての歩行は可能で身辺動作はほぼ自立しているが，仕事はしていない．

　しびれ感（視床痛）が遷延する患者との通所リハでの会話．患者は治療ベッドに仰臥位をとり，PTが患側上肢の関節可動域訓練を行っている．

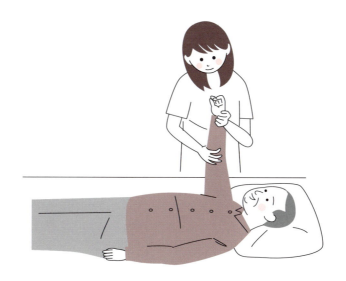

- 🧑‍⚕️ こんにちは，今日の調子はどうですか？
- 👨 ……（うかない顔で）いやーもうこっち（麻痺側）の顔から手からしびれて，カンカラカン（本人が筋肉が固くなったときによく使う表現）に固くなってしまってよー．
- 🧑‍⚕️ そうですかー，カンカラカンなんですねー，つらいですねー（ペーシング）．
- 👨 そうよー．
- 🧑‍⚕️ 今日はどこが特につらいですか？（話を促す質問）❶
- 👨 んー，いつも同じだけど……今日みたいに顔からしびれると，もう全体がしびれる感じだね．
- 🧑‍⚕️ そうですか．顔がしびれると全体にしびれるんですねー．でも顔がしびれるかどうかで，身体のしびれ具合いがわかるんですね．（ペーシング）
- 👨 まーね，これはよくならないのかな…．別の曜日に来る○○さんとよく話すんだけど，10年以上経ってても固くなると言っていたし…．
- 🧑‍⚕️ 10年前に発症された方ですか…．その方の詳しい状況はわかりませんが，手足が固くなるという症状はかなりの割合で同じ病気の方にみられますね．
- 👨 あー！ 俺ら（自分と○○さん）だけじゃないのか．
- 🧑‍⚕️ ええそうなんです．麻痺や脳の障害された部位にもよりますが，ケイシュク（痙縮）といってよくみられる症状ですよ．この症状があまり強く出ないように，リハビリでいろいろ対応しますし，あまりつらい場合には，先生（医師）にお薬の相談もできますよ．（提案による行動の明確化）
- 👨 そうかー，よくある症状なんだー…．今は自分で我慢できる範囲だから，まだ，先生に薬変えてもらわなくてもいいよ…．❷
- 🧑‍⚕️ いいんですね．じゃあ続きのリハビリをやりましょうか．
- 👨 はいよ〜．

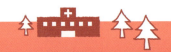

解 説

❶ Eさんは，日常生活の動作の遂行には問題がないが，しびれが続いている．医療専門職としての立場で，このしびれを扱う場合は，視床痛や感覚鈍麻，あるいは痙縮などの医学用語に翻訳し，診断や治療に結びつける．その場合でも，質問の技術は役に立つ．たとえば，しびれの発現する状況（いつ，何を行ったとき，部位，どんな感覚か）を聞き取る．

❷ Eさん自身にとってしびれについて語ることにはどのような意味があるのだろうか．このケースでEさんはしびれと筋肉が硬くなることを話している．そして自分だけの症状ではないことでいくぶんつらさが減っているようにみえる．このように医療専門職が与える情報で患者を安心させることは大切であるが，この療法士は痙縮に関する情報をEさんに受け取ってもらえるよう丁寧にペーシングしている．Eさんが療法士の話を聞ける状態（いわば「レセプター」がある状態）かどうかを療法士は会話を通して聞き分ける必要がある．

ドリル 5　日常生活で次のことに意識を向けたり練習したりする

(1) 読者自身がしようと思ってできていない未完了なことのなかから3つをあげる．そして，3つに優先順位をつけて，1つを完了する．

(2) しびれは永遠に未完了なのだろうか，考えていただきたい．

COLUMN

しびれのコーピング（coping）

　事例5（p133）の会話は通所リハで毎回繰り返されている内容ではあるが，患者自身の辛さやしびれに対して考えていることは1回の会話場面で完結するものではない．しびれへの対処方法をEさん自身が身につけていくためにコーチは何ができるだろうか．たとえば次のような質問はどうだろう．
　「しびれが軽くなるのはどんなときですか？　じっとしているときですか，動いているときですか？」
　「しびれがせめて今の何割になってほしいですか？」
　「しびれが全くなくなったらどんなことができると思いますか？」
　「しびれのことで私（療法士）にどのようなことをしてほしいですか？」
　「しびれとのつきあい方は1年前と比べて変化していますか？」
　「しびれのせいで何か相談し忘れている症状はないですか？」
　「しびれで苦しんでいるあなたに5年後のあなたが声をかけるとしたらなんて言いますか？」

第9章●事例編　疾患ごとのコーチングスキルの応用

◆◆ 骨関節疾患のリハに活かすコーチング

（1）後縦靱帯骨化症の場合

疾患の理解のポイント

脊柱の後縦靱帯は，椎体の後縁を脊柱のほぼ全長にわたって縦走する靱帯で，本症はその骨化をきたす原因不明の疾患である．40歳以上の男性に多く，外来頸椎疾患患者の約3％でX線上観察される．骨化は頸椎部に多い．骨化巣によって脊柱管が狭められ，脊髄および脊髄神経根が圧迫されて神経症状をきたす．症状は項頸部痛，脊柱の可動域制限，四肢体幹のしびれや痛み，感覚障害，筋力低下，痙縮，膀胱直腸障害などである．軽症例には骨化部の安静指導や，理学療法，作業療法，薬物療法などを対症的に行う．進行例には手術が行われる．手術には前方からアプローチする前方除圧固定術と，後方からアプローチする椎弓切除術や脊柱管拡大術がある．発症が高齢であることが多く，徐々に増悪するために発症から初診までの期間も長くなりがちであることから，しばしば初診時にすでに廃用症候群を生じている．手術後のリハにおいては，術前からの廃用症候群に留意して治療目標を設定することが大切である．また無症状者が転倒で前額部を打撲するなどして頸部の過伸展をきたし，中心性頸髄損傷を受傷することがある．この場合は下肢に比べて上肢の症状が重く，肩関節の運動制限や疼痛，手指の巧緻運動障害を生じる．

● リハに必要なコーチングの視点

・症状，加齢の影響，身体の自己制御感と日常生活との相互関係への洞察
・患者の受療行動パターンの理解
・安全な活動の選択と環境調整

リハ・コーチとしての問い

- 廃用症候群にどのように対処するか．
- 転倒のリスクにどのように対処するか．
- 身体部位による症状の違いはあるか．
- 症状は進行しているのか安定しているのか．
- 加齢による身体機能の低下がどのように症状を修飾しているか．
- 手術により改善する（した）のはどのような症状か．
- 日常生活で患者は身体の不自由さにどのように対処しているか．
- 患者は病態（脊髄の障害）と症状との関係をどのように理解しているか．
- 身体の自己制御感を増やす方法は何か．
- 「しびれ」「足が地面についていない感じ」などの訴えをどのように医学的に翻訳するか．

コーチングスキル

- ペーシングによる安心感の醸成
- 問いを共有する．
- 要望する．

第9章 事例編　疾患ごとのコーチングスキルの応用

事例 6　手術後の外来作業療法で

　Fさんは60歳の男性．職業は大工職人．診断は頸椎後縦靱帯骨化症である．不全四肢麻痺をきたしたため，頸椎の手術を施行された．手術により症状は軽減したが，全身のしびれ，手の巧緻運動障害，歩行障害などが残っており，治療に満足していない．外来で作業療法を行っている場面である．Fさんの苦痛をOTは次のような相づちと問いかけで傾聴し，Fさんは遮られることなくつらい症状を語っている．

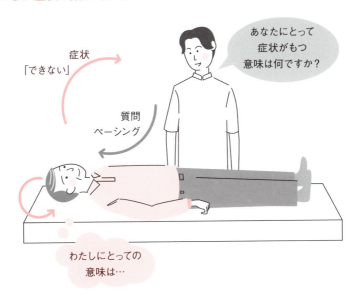

OTの相づちと問いかけ ❶

🧑 どんなしびれですか？　しびれが軽いときにできることは何ですか？　1日のなかで身体を動かしやすくなる時間はありますか？　症状を悪化させるきっかけになることはありますか？

Fさんの欲求を引き出す ❷

🧑 もう少しでできそうなことは何かありますか？
👴 あと少し握力があればゴルフのパターができるかも．

- そのためにどのように治療してほしいですか？
- しびれの治療はいいから，手の力を増やしてほしいな．

Fさんに要望する ❸

- 病院に来る以外何もできないよ．
- 1つ質問してもよろしいでしょうか？
- なんだい？
- しびれがあってもできそうなこと，やってみたいことがあれば3つあげてくださいませんか？（**質問**と**要望**）
- うーん．無理かもしれないけど，ゴルフのパターの練習，温泉に行くこと，あと1つは思いつかないな．
- 2つ出ましたね．
- でも，無理だろうな．（声の調子が前の「何もできない」のときと違う）
- 今の無理とおっしゃった感じと先ほど「何もできない」とおっしゃったときの感じでは何か変わりましたか？（**メタコミュニケーション**）
- 少しハードルが下がったような感じかな．
- どのような条件がそろえばできるようになるでしょうか？
- 今でもやろうと思えばできると思うよ．
- いつから始めますか？
- 明日パターを物置から出してみようかな．

解説

❶ Fさんの訴える「しびれ」が何を意味するのかを注意深く聴き取り，身体所見を丁寧に診ることでラポールを形成する．聞くときには，**ペーシング**のスキルを使う．「しびれ」は自発的な異常感覚，物に触れたときに感じるビリビリ感，感覚鈍麻であることもあれば，筋力低下を「しびれ」と訴えることもある．痙縮による「つっぱり感」の場合もある．また巧緻運動の障害は何が原因であろうか．指の触覚が鈍麻したせいか，指に力が入らないせいか，あるいは痙縮が原因かもしれない．歩行障害の原因も筋力低下と痙縮の両方が関係する．こ

れらを正確に評価することは診療するうえで必須ではあるが，コーチングではこれらの症状をもつFさんという人に興味をもち続けることが大切である．言いかえるとFさんにとって症状がどのような体験であるかを療法士は知らないのだということをわきまえることが肝要である．

❷　症状の苦痛の陰に隠れていた欲求を引き出すことができれば，それを行動目標につなげられる．欲求を引き出すには患者が自由に話せる場が必要である．そのために有効な方法の1つは「問い」を患者との間で共有することである．「問い」を共有できると，それをテーマにして会話を発展させやすくなる．別に難しいことではなく，根底にあるのは「Fさんはどのような人ですか？」という「問い」で，それをさまざまな形で表現し，Fさんにフィットするものを探す．

❸　欲求が引き出しにくいとき，一歩踏み込んで提案したり要望したりすることが有効なときもある．たとえば「しびれのために活動できないからしびれを治す」から「しびれはしびれとして置いておき，しびれがあってもできることはある」という方向へ視点を変えることを提案する．提案や要望の前には許可を得ることが大切である．もうほとんどできていることを探して要望するとよい．

ドリル 6　日常生活で次のことに意識を向けたり練習したりする

　自由にイメージを膨らませて話をするためには，気がかりを減らすことが必要である．そのために患者の未完了（やっていなくて気になっていること）に注意を払い，完了させていくことが役に立つ．ここでは自ら未完了を完了させる体験をしてみよう．また要望は指示とは違う．対等な立場で要望するために日ごろからできる準備は何であろうか．

（1）未完了であることを完了させる
　　①買い忘れていた日用品を買う．
　　②捨てようと思っていた不用品を捨てる．
　　③会おうと思っていてまだ会っていなかった人に会う．

（2）要望する
　　①職場の人に要望を1つする．
　　②家族に要望を1つする．
　　③家族に「何かしてほしいことはないか」と尋ねる．

> 事例 7　外来で保存療法を続ける患者の気がかりを察知する

　Gさんは60代の男性．症状は主にしびれ感であり，外来で数カ月以上低周波治療を続けている．あるとき，休暇をとった外来担当PTの代わりに別のPTが治療を行うことになった．主治医は別の総合病院の整形外科医だが，物理療法は自宅から近いという理由でこの医院で受けている．

> **理学療法室での会話**
> 低周波治療器の前の椅子にGさんが座り，PTは後方から電極を頸部に当てている．

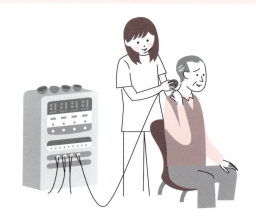

　こんにちはー，電気の治療ですね，こちらにどうぞ．
　はい．（腰かける）
　調子はいかがですか…，お変わりないですか？
　ええ…．
　それでは電極をつけますね…，このあたりでいいですか？ ❶
　はい…（ちょっと質問しようか迷いながら）…いやー先生，電気ずっとかけているんだけど，よくならなくて…．この間，整形の先生に聞いたら，手術しか方法がないと手術を勧められたんですよー．
　ええ，手術勧められたんですか？（バックトラック）❷
　はい，そうなんです…．しびれをとるには手術しかないって…．で

👩 も手術をすると，場合によっては手足が動かなくなるかもしれないと思って….
👱 はー，先生がそう言われたのですか？ ❸
👩 いいえ，先生は手術という手段もあると勧めただけで，動かなくなるというのは私の知り合いから聞いたのです．
👱 ああ，お知り合いから聞いたお話なんですね．（バックトラック）わかりました…．それでお知り合いの方はなんとおっしゃられたのですか？ ❹
👩 なんでも首の手術をした人がいて，その人は手足が麻痺して動かなくなったということらしいんです．
👱 そうですか．首の手術をして麻痺が出たと….
👩 そうなんです．あまり詳しいことはわかりませんが，そんな話があるということでした．だから，私も手術を勧められたときにすぐにその話が頭に浮かびまして…，ちょっと怖くなってしまったんですよ．
👱 そうですね．麻痺が出るなんて聞いたら怖いですよね．（共感）❺
👩 ええ，そうなんです．それでね，先生，ちょっと聞きたいんですが首の手術をすると麻痺は出るもんなんですか？
👱 え？　手術によって麻痺が出るかどうかですか…？　この場ではなんとも言えませんが….何かお考えになっているのですか？ ❻
👩 うーん….
👱 手術の話が急に出てきたからいろいろ考えられているのですね．（共感）
👩 ええ，急に言われたもんですから困ってしまって….私も判断しかねているのです．
👱 そうですか…….判断がつかないのですか．何かお役に立てることはないでしょうか？
👩 うーん，手術をすると本当に症状がよくなるのでしょうか？　手術したらその後はどうなるかを知りたいですね．
👱 そうですか…….手術についてもっと知りたいのですね．（要約）❼

ええ，そうです．
　　手術について，もっと教えてくれる方はそばにいませんか？　整形外科の先生や他のご友人でも…．❽
　　ああ，そうですね．先生には簡単に聞いただけなので…，今度診察を受けるときにもっといろいろ聞いてみます．
　　そうですね．少し話されてみてどうでしたか？（メタコミュニケーション）❾
　　どうすればいいかわかったので少しすっきりしました．じゃあ電気を流してください．
　　はい．この次にどうなったか教えてくださいね．（要望）……強さはいいですか？

解説

　普段の治療の流れは定型化しており，表面上は特に問題となることはないようにみえるが，症状や治療に関して患者が抱える疑問や悩みは多い．疑問や悩みを主治医と共有できていない「未完了」を会話を通して明らかにし，完了させるための行動計画を確認した．以下，細部をみていく．

❶　「お変わりないですか？」という声かけに対し，PTは明確な「はい」という返答を期待していたが，浮かない表情や肯定とも否定とも取れる不明確な返答に違和感を感じた．そこで，患者が話を切り出しやすいよう，間（沈黙）をおき，相手の言葉に集中し，話を促すようにした．

❷　手術という言葉を繰り返し，ややオーバーに驚いた口調で，重要な話であると認識したことを伝えている．

❸　「手術をすると手足が動かなくなる」というやや突飛な情報について，情報源の確認をする．患者は病気に関する情報を医療者からの説明以外にもテレビ・新聞などのマスメディア，インターネット，また患者同士の情報交換から得ている．このような情報は疾患の理解のために有益なこともあるが，個別の事例にすべてその内容があてはまるかどうかを慎重に見極めることが大切で

ある.
❹　患者の言葉を繰り返し（主治医が「麻痺が出る」と言ったのではなかったためよかったと安堵しながら），間をおいて，質問で知り合いからの話の内容について促している.
❺　本人の「手術が怖い」という気持ちに共感を示し，患者が話を続けやすくしている.
❻　手術と麻痺の短絡的な結びつきについて，すぐ否定すると本人の悩みを軽視することになる．否定せずに，本人が手術のことをどのようにとらえているのかを明らかにしようとしている．
❼　目標の明確化を図っている．
❽　行動計画をつくるためにリソースを明らかにするための質問である．
❾　漠然とした気がかり→手術について知りたいというニーズの明確化→主治医に聞き，そのうえで手術について考えるという行動計画について話された．この後にどうなったかというフォローがなされてコーチングフローは完結するので，PTは最後に「この次に教えてください」と要望している．

　他施設の医師が主治医ということもあり，手術の適否については正確な情報がないこの段階では慎重な対応が求められる．手術というキーワードに対し，患者が抱くイメージと医療者が抱くイメージにはギャップがあると思われるが，この患者が手術に対してどのような思いを抱いたか，不安が先走っていろいろな情報に振り回されていないかを確認する作業が必要と思われる．

ドリル 7　気がかりを尋ねる

課題
(1) 相手がもっている疑問を尋ねるための質問を3つつくる．ただし，「質問はないですか？」という質問は除く．

(2) 相手がもっている意見を引き出すための質問を3つつくる．ただし，「意見はないですか？」という質問は除く．

（2）特発性大腿骨頭壊死の場合

疾患の理解のポイント

大腿骨頭の無菌的，阻血性壊死により骨頭の変形・破壊が生じ，疼痛や股関節の可動域制限，脚長差，歩行障害などをきたす．さらに歩行障害によって廃用性筋力低下も生じる．原因の1つとして血管内皮細胞の異常が注目されている．外傷や基礎疾患が原因で生じた骨頭壊死は含まれないが，アルコール嗜好，ステロイド剤使用，全身性エリテマトーデス（systemic lupus erythematosus：SLE）などがしばしば併存する．壊死の発生では自覚症状はなく，大腿骨頭の圧壊が生じて発症する．年間約2,000人の新規発生があり，男女比は5：4でやや男性に多い．確定診断時の年齢のピークは男性が40代，女性が30代である．片側性と両側性がある．発症していないか，骨頭の圧壊進行がなければ保存療法を行う．杖などによる免荷，体重コントロール，重量物運搬の制限などを指導し，疼痛が強ければ安静を指示する．発症し圧壊進行が予想される場合は手術の適応となる．手術として，壊死部が限局していれば，骨頭の変形部分を移動させる骨切り術により，関節の適合を改善させ，健常部分で荷重できるようにする．あるいは骨移植が行われることもある．圧壊により関節変形が進行した場合や壊死領域が大きい場合には，人工骨頭置換術や人工股関節置換術が行われるが，若年者ではその耐久年数が問題となる．若年で活動性が高く片側性の場合は，股関節固定術が考慮されることもある．

リハに必要なコーチングの視点

・活動量の自己管理能力と症状への対処能力を患者に備えさせる．
・患者に働くことの意味と休むことの価値を再考させ，ニーズを明確にする．
・患者に，たとえば5年先の健康状態をイメージさせ，新しい身体状況への適応を促す．
・患者のリソース（使えるもの）の明確化
・患者の痛みや活動が制限される苦痛への共感

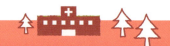

第9章●事例編　疾患ごとのコーチングスキルの応用

リハ・コーチとしての問い

- 家庭や職場において股関節にかかる負担はどの程度か．
- 股関節への負担をどのように軽減させるかについて患者に備えさせる知識は何か．
- 股関節の疼痛と可動域制限に対して患者に備えさせる知識は何か．
- 就労環境に対して患者が働きかけられることは何か．
- 廃用性筋力低下を防ぐために患者に備えさせる知識は何か．
- 杖による免荷と立位での両手作業のニーズの折り合いをどのようにつけるか．
- 身体活動の制限と仕事で要求される負担との関係をどのように調整するか．
- 医学的な経過観察を長期間にわたって続けられる環境をどのように整えるか．
- 手術の適応と時期の判断はどのようになされるのか．
- 人工関節の脱臼を防止するために何ができるか．

コーチングスキル

- 患者が選択していることの意味を聞き分ける．
- 患者のニーズを明確にする質問
- 患者のリソース（使えるもの）を明確にする質問

事例 8　術後患者からの電話による相談

　Hさんは50歳の男性．両側の大腿骨頭壊死となり，複数回の手術を受けて，現在は両側人工骨頭である．手術と後療法で2年間会社を休み，ようやく復職した．営業の仕事のため杖をつくことができず，階段昇降も多いため，復職して1カ月くらいで大腿部の痛みが出ている．Hさんから担当していたPTに電話で相談があった．①人工骨頭を長持ちさせること，②痛みを生じないようにすること，③仕事を続けていくこと，というゴールに向けて，どのようなコーチングが可能であろうか．まず時間の枠を設け，ペーシングしながら患者に自由に話させる．時間の枠をあらかじめ設定することには3つの意味がある．①療法士の次の仕事に支障が出ないようにする，②その時間内で患者は遠慮なく自由に話せる，③時間内にコミュニケーションを完了させようと患者も努力するので，不全感を残しにくくなる．

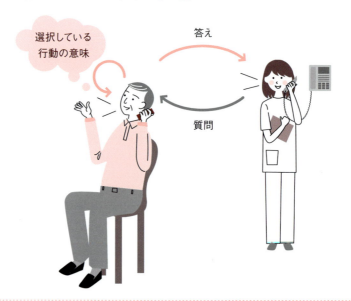

 Hさん．久しぶりですね．どうされたのですか？
 突然に電話をしてすみません．実は相談したいことがあって…．
 今なら30分くらい大丈夫ですよ．
 ありがとうございます．実はまた足が痛くなってきたんで，どうし

第9章●事例編　疾患ごとのコーチングスキルの応用

たらいいかと思って….
- 足の痛みが出てきましたか．困りましたね．
- ええ．少し無理をしたのかもしれません．昨日○○先生（医師）に診ていただいたら，手術したところは大丈夫だから，痛みの範囲内で動いていて差し支えないと言われました．でも，どれくらい身体を動かしていいかわからなくて電話をしました．
- そうでしたか．どのようなことをお知りになりたいのか，もう少し詳しく教えてください．❶
- 仕事で30分くらい立っていると太ももあたりが痛くなってくるんです．無理しすぎなのでしょうか？
- 無理しすぎて痛みが出ているとお考えなのですね．他に心当たりはありますか？❷
- 職場が2階にあって，外階段を使うことも関係しているのかなと思います．
- そうですか．30分くらい立って仕事をしたことや，階段の昇り降りが負担になっているとお考えなのですね．
- はい．よくわからないのですが，そうかもしれません．
- 確かに「何が原因か」というのはよくわからないですよね．少し質問の方向性を変えますが，Hさんとしては，どのような状態を望んでいらっしゃるのですか？❸
- 一言でいうと，痛くなくて仕事が続けられて，もう手術をしたくない，ということです．
- そうですよね．その状態を得るためにどのようなことができると思いますか？
- 足の負担をコントロールすることでしょうか？
- Hさんが歩きすぎと感じる負担の量を測ることはできませんか？
- 立っている時間，足の筋肉の張り具合，とかでしょうか？❹
- 少し踏み込んだことをお尋ねしてもよろしいでしょうか？　失礼なことがありましたら遠慮なく指摘してください．❺

解説

❶ 療法士はすでに医師の診断に関する情報を得ているが，情報は情報として「患者のことは知らない」という立場に立ち，患者の話を引き出している．コーチングのスキルは問診にも役に立つが，みている方向が，問診では原因（過去）であるのに対して，コーチングは未来である．

❷ 痛みは生物学的な反応が原因で生じるが，心理社会要因が修飾することがある．急性の疼痛に適切に対応して慢性化を防ぐことが重要である．また患者の「無理をする」ことと痛みの発生との間の因果関係について注意深く聞き分けていく．

❸ コーチングを行うには，ニーズやリソースについて具体的なものを引き出さなければならない．たとえば，ニーズが「人工骨頭を長持ちさせる」，「痛みをなくす」，「仕事を続ける」ということであれば，「人工骨頭を長持ちさせるためには何ができるか？」，「痛みを避けるためには何ができるか？」，「仕事は続けたいのか？」，「どのような仕事を続けたいのか？」といったことを明確にしていく作業が必要である．

❹ 痛みの出る歩行量を自分の基準で理解することが可能な場合もあるが，主観的な基準がもちにくい場合は，万歩計で何歩以上になったら痛みが出る，といった客観的な指標を使うことを提案することもできる．そして万歩計の歩数と痛み（たとえばvisual analogue scale：VASで評価する）を記録した日誌をつけて両者の関係を振り返ることもできる．

❺ 提案や要望，あるいは個人的な質問やフィードバックを行う前には許可をとる．たとえば次の質問として，「Hさんにとって営業職とはどういうものなのか」，「自分が杖をつかずにいることは何を示しているのか」，「痛みが出ていることをHさん自身はどう思い，どうしたいと思っているのか」，その具体的な対処方法などを問いかける．そのうえで配置換えなども含めて，決断を支援する．また，痛みの出る基準内で活動を心がけることと，自分の限界を設定することは違う．時には基準以上の活動をすることは可能であろう．患者が気づかずに設定している限界にも注意を向けてフィードバックする．

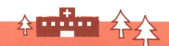

第9章 ●事例編　疾患ごとのコーチングスキルの応用

ドリル 8　日常生活で次のことに意識を向けたり練習したりする

(1) 意味をはっきりさせる質問例
「別の表現を使うとどうなりますか？」
「現在のことですか，過去のことですか，未来のことですか？」
「あなたのことですか，組織のことですか？」
「どれくらい緊急性がありますか？　どれくらい重要ですか？」

他に3つ考えてみてください．それを実際に日常生活で使ってみましょう．

(2) 知識，スキルを棚卸しする質問例
「不足している情報は何ですか？」
「強みとなる知識は何に関することですか？」
「強みとなる技能は何ですか？」
「今学習していることは何ですか？」

他に3つ考えてみてください．それを実際に日常生活で使ってみましょう．

◆◐ 神経筋疾患のリハに活かすコーチング

（1）脊髄梗塞による対麻痺の場合

疾患の理解のポイント

脊髄を灌流する血管の閉塞で，小児から高齢者まで発症する．通常再発することはない．閉塞血管や病巣の部位により，前脊髄動脈症候群，後脊髄動脈症候群，横断脊髄障害，中心動脈症候群などに分類される．前脊髄動脈症候群は脊髄の腹側2/3の障害（片側障害を呈することもある），後脊髄動脈症候群は背側1/3の障害である．最も多い前脊髄動脈症候群では，梗塞部以下の痙性麻痺と温痛覚障害を生じ，片側性であれば，梗塞部と同側の麻痺と対側の温痛覚障害，神経因性膀胱を生じる．痛みやしびれが回復に伴って増悪することがある．片側性障害の場合，歩行の予後は比較的よい．後脊髄動脈症候群では，梗塞部以下の触覚や深部感覚の障害が生じる．麻痺はないが，位置覚障害による運動失調により歩行などの動作が困難となる．頸髄部で脊髄中心部が障害されると上肢に選択的な麻痺を生じる．急性期において確立された治療法はなく，慢性期においてはリハと対症療法が行われる．患者が発症時から自分の症状を認識でき（強い痛みを伴う），しかも外傷と違って本人に原因がわからない突然の麻痺によるショックと予後への不安は大きい．

◯ リハに必要なコーチングの視点

・患者のショックへの共感
・患者による残存機能の認識
・患者の生きる意欲と機能回復への動機づけ
・患者と医療者とのラポール形成と治療への合意
・合併症に対する患者の自己管理

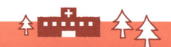

リハ・コーチとしての問い

- 患者の現在の気がかりは何か.
- 治療の達成度を何によって評価するか.
- 患者の視点をどのように未来に向けられるか.
- 患者は自分の症状をどのように認識しているか.
- 患者は病気の原因をどのように認識しているか.
- 患者にとって現在行われている治療の意味は何か.
- 麻痺した手足での生活が患者にとってもつ意味は何か.
- 医療者は静かに対話することのできる環境をどのように整えるか.
- 予後をテーマとした会話から,どのように患者の自立への動機づけに結びつけるか.
- 医療者は医療者側の忙しさと患者の耐久性という制約のなかで,会話の時間をどのようにつくるか.

コーチングスキル

- 会話の「場」をつくり,ペーシングで安心感を醸成する.
- 情報に「アンテナ」を立てさせる.
- 提案する.
- メタコミュニケーション(振り返り)

事例9 対麻痺発症直後のベッドサイドで

Iさんは40代の専業主婦で,自宅で両下肢に力が入らなくなり入院した.脊髄梗塞と診断され理学療法が処方された.ICU管理後,一般病棟の6人部屋へ移った.理学療法介入当初はリハ訓練に対して拒否的であり,身辺処理動作ができないことに対して気分の落ち込みがみられていた.一般病棟に移ってから作業療法が処方された.両下肢に重度の感覚障害があり,ADLは食事以外は全介助であった.また脊髄ショックによる排尿障害に対して膀胱内カテーテルが留置されていた.作業療法開始時の目標を,リハ訓練への動機づけとした.

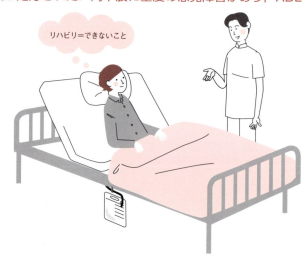

〔病室での会話〕

- こんにちは.これからIさんの午前のリハビリを担当します作業療法士の○○と申します.お迎えに来ましたよ.
- 今日は足とお腹が痛いから,リハビリは休みたいんです.
- そうですか…,足とお腹が痛いんですね.(**バックトラック**と言葉による**ペーシング**)足はどこがどんなふうに痛いんですか?
- 全体的にしびれるような感じで痛いんです.痛くて夜も眠れないんです.
- そうですね.夜も眠れないくらい痛いならつらいですよね.(**承認**)お腹はどんなふうに痛いですか?
- ……しばらく便が出てなくて,看護師さんに浣腸されて…,まだ全

👧 部出てないような感じです．だから，起きるとお腹が痛くなるような気がして…．そんな状態で車いすに乗りたくないです．車いすに乗って，（便を）出したくなったら困るし．
👩 （便を）したくなったら，車いす用のトイレがあるのでトイレに行けますよ．
👧 えぇー！ そんなのいやだ．先生が連れていくんでしょ？
👩 ところで，リハビリについてお医者さんから何か説明はありましたか？
👧 とにかく，リハビリしなきゃダメだって．
👩 ……そうですか．足やお腹が痛いとつらいとは思うんですが…（承認），リハビリについて少し説明してもよろしいですか？（提案する前に許可を得る）❶
👧 …はい．
👩 身体がつらいのはよくわかるんですが，だからといってリハビリを休んで寝てばかりいるのは身体によくありません．それはわかりますか？❷
👧 ……（うなずき）
👩 今は足とお腹の痛みですよね．たとえば他の部分はどうですか？
👧 ……
👩 このまま寝てばかりいるといい部分，たとえば手の力が落ちることがあります．今回の病気とは関係ない健康なところが，寝て過ごすことによって悪くなることがあるんです．だから，リハビリは早くから始めたほうがいいと思うんです．
👧 ……（まだ不安そうな顔で）
👩 痛みがあるならここでできることから始めますよ．
👧 どんなことができるんですか？
👩 寝ながらできる体操から始めましょう．どうですか？（提案）
👧 それくらいなら，できそうです．
👩 ここまでお話ししてみてどうですか？（メタコミュニケーション）❸
👧 新しい訓練が始まると聞いていて，どんな先生が来るんだろうと不

安だったけど，できることからやればいいんだと知って安心しました．❹

　安心していただけてよかったです．

❶　説明と提案を行う前には許可を得る．情報を患者に伝える前には，聞く状態をつくる必要がある．聞く気のない人に説明したり提案したりするのは，背中を向けた相手に，キャッチボールのルールを無視して後ろからボールをぶつけるようなものである．許可を得るときに，どんなボールを投げるのか（「リハビリについて」）を予告して受け取る準備をさせる（「アンテナ」を立てさせる）工夫も大切である．

❷　説明をしたら相手がそれをどのように受け取ったかを尋ねる．「わかりましたか」と確認していき，一区切りついたところで質問（「ここまでで何か質問や感想はないですか？」，「どのように受け取られましたか？」）や承認（「……のように受け取られたのですね」）を行う．

❸　コーチ（療法士）は，コミュニケーションの開始，展開，完了をコントロールする．メタコミュニケーションは，それまでに交わしたコミュニケーションを題材にした会話で，コミュニケーションを完了させるときに使える．

❹　コーチ（療法士）は訓練拒否の理由を犯人探しの探偵のように聞き出すのではなく，拒否の理由に関心を示し，患者に自由に話させることが大切である．安心感を醸成できれば，療法士の提案を聞く状態をつくることにつながる．それにより「訓練拒否」のストーリーは修正できることに患者自身が気づく．

ドリル 9　自分が立てているアンテナの指向性を知る

（1）この1週間に人から聞いた話で印象に残っていることを3つあげる．

（2）この1週間にメディアを通して得た情報で印象に残っていることを3つあげる．

COLUMN

Natureかnurtureか

　身体のさまざまな特徴は遺伝子によって規定されている．けれども遺伝子は料理のレシピのようなものであり，レシピ通りにつくったとしても材料や調味料を加えるタイミングと量が少し変わっただけでできあがる料理は全く違ったものになる．Natureつまり遺伝子が全く同じでも，nurtureつまり育つ環境やその個体が選択し反復する行動（人の場合は習慣や文化）により個体の形態と機能は異なったものに成長し加齢変化を辿る．Nature vs. nurtureのパラダイムは遺伝性疾患をもつ患者を担当する医療者がわきまえておくべき考え方である〔参考文献：マット・リドレー（著），中村桂子，斉藤隆央（訳）：やわらかな遺伝子．紀伊國屋書店，2004.〕．

（2）多発性硬化症の場合

疾患の理解のポイント

脱髄により中枢神経系の伝導が障害されることで症状が出現する．原因として自己免疫説が有力である．中枢神経系が多系統にわたって散在性に障害されるため，麻痺（単麻痺，対麻痺，片麻痺，四肢麻痺），小脳性失調症，めまい，疼痛，感覚異常，視覚障害（複視，中心暗点），嚥下障害，神経因性膀胱，情緒障害など多様な症状を示す．中枢神経系脱髄疾患として多発性硬化症の次に多い，重篤な視力障害と横断性脊髄炎を呈する視神経脊髄炎がある．日本での多発性硬化症の有病率は10万人あたり8～9人である．発症年齢は20～40歳で女性の方が多く罹患する．経過は多様で，多くの患者に再発をみる．

　本疾患に特徴的な痛みとして，脊髄障害の回復期に有痛性強直性痙攣を示すことがある．これは関節可動域訓練や歩行訓練など，上肢・下肢の運動により誘発される一側性あるいは両側性の強直発作で，痛みやしびれを伴う．発作は数十秒以内におさまる．多くの場合，寿命は短縮されないが，頻繁に再発し急速に寝たきりになる患者や，中年期以降の発症例で進行し1年以内に死亡する患者もいる．特異的な治療法はないが，副腎皮質ステロイドが使用される．また有痛性痙攣，痙縮，排尿障害に対する薬物療法，運動機能障害に対する運動療法などを行う．過度の温熱や疲労が症状を悪化させる場合がある．これはウートフ現象とよばれ，軸索のカリウムチャンネルが開いて興奮伝導が起こりにくくなるために生じる．

リハに必要なコーチングの視点

- 患者と医療者が会話自体を楽しむ．
- 患者の物語（解釈）は修正可能である．
- 患者にとってショックな出来事も扱う．
- 患者が新たに起こした行動を聞き分ける．
- 患者が継続している行動を聞き分ける．

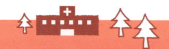

リハ・コーチとしての問い

- 患者の欲求は何か.
- 患者のリソースは何か.
- 患者を黙らせているものは何か.
- 患者の疲労の度合いはどの程度か.
- 患者との間で継続して扱えるテーマは何か.
- 患者と医療者のコミュニケーションは対等か.
- 症状の悪化は患者にとって何を意味するのか.
- 症状は生活にどのような影響を及ぼしているのか.
- 薬剤は患者の行動にどのような影響を及ぼしうるか.
- 患者にとって必要な情報を得られる環境が整っているか.

コーチングスキル

- ペーシング
- 承認
- 質問
- 提案
- メタコミュニケーション

事例10　患者の症状表現を医学的問題に翻訳する

　Jさんは35歳の女性．複視，失調症，痙縮などの症状があるが，主婦として社会生活は自立している．症状の訴えとしては，目がしょぼしょぼする，膝の痛みが時々出現するなどであり，外出や家事を著しく阻害する症状はない．本人は病院に来て運動療法を続けていないと身体がなまってしまうと言い，運動療法を続けている．

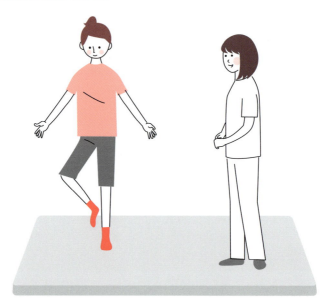

〔訓練室での会話〕

　今日もいつもと同じ体操をしたいと思いますが，よろしいですか？
　はい．これをやっていないと身体がなまってしまうんです．
　そうですか．身体がなまるということをもう少し詳しく教えていただけますか？（質問）❶
　何か動こうとするときに，すぐに動けない感じになるんです．
　なるほど．それは病気と関係がありそうですか？
　よくわかりませんが，ふらつきが強いときはすぐに動けない感じがします．

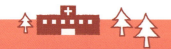

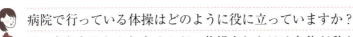

- 病院で行っている体操はどのように役に立っていますか？
- はっきりとはわかりませんが，体操をした日は身体が動かしやすいように思います．
- 体操をした日は身体が動かしやすくなるのですね．（バックトラック）
- はい．❷

解説

❶「身体がなまってしまう」ということへの問診で，話を促すようにして質問している．

❷「なまる＝廃用症候群」ではないことが，この会話からわかる．療法士が運動制御に関する知識をもっていたとしても，それを活かすためには症状を聞き分けるスキルが必要である．

ドリル 10　相づちのレパートリーを増やす

（1）相手の話を聞いて，その先をさらに促す相づちを15個書き出す．

（2）今から2日間，会話の相手が使った相づちに注意を向け，それを言われたときに自分がどのように感じたかを書き出す．

> 事例 11　退院後の訓練を話題にする

　Kさんは30代の女性．20代から雑貨屋で勤務していた．数年前に自転車通勤の途中に転倒したころから，足に力が入らない，ものが二重に見える，めまいがする，などの症状を自覚し，近くの医院を受診した．その医院から紹介された専門病院で多発性硬化症と診断された．現在は仕事を退職し，両親と同居している．今回は上下肢の筋力低下としびれ感により入院し，リハ訓練が処方された．入院時のADLは自立しており，複視に対してはプリズムを入れた眼鏡を使用していた．KさんがOTに対して自宅退院に向けて質問をしている場面である．

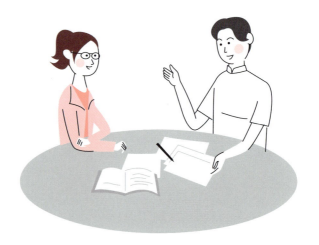

- この病院では外来リハビリはやってないんですか？
- すみません．当院では外来リハビリはやってないんですよ．
- そうですか…．（少し落ち込んだ声で）
- 何か気になることがあればお話を聞きますが，どうでしょうか？
  （提案）
- …そうですね…（沈黙）
- （沈黙）…，当院では外来リハビリはやってないんですけど，よく自宅退院される患者さんに聞かれるんですよ．（第3者のエピソー

- ドとして話す）そのときに提案することがあるんですけど，よかったら聞いてくれますか？（**許可**をとる）
- 😊（うなずき）
- 当院では外来リハビリをやってないので，その患者さんの住んでいる近くにリハビリができる病院や施設がないかを探すんです．直接主治医の先生に相談できない患者さんもいるので，そのときには，私たちから主治医の先生に患者さんの希望やその希望がかなえられそうな場所を提案するんです．
- そうですか…，それなら私の場合は難しいな．
- どうしてですか？（**オープンクエスチョン**）
- 以前に外来リハビリに通っていた病院では「あなたは外来でリハビリはできません」って断られました．
- どうして断られたのですか？　もう少し詳しく教えてください．（**ペーシング**）
- なんか詳しいことはわからないけど，保険制度が変わったからだって聞きました．
- そうですか…，それなら他にリハビリができる方法を一緒に考えましょう．
- 他にですか？
- そう，他の方法です．（**ペーシング**）何か思いつくことはありませんか？
- うーん…，難しいですね…．
- 難しいですか…（**バックトラック**），じゃあ質問してもいいですか？
- あっ，はい．
- 以前通っていたリハビリではどんなことをしていましたか？（リソースを明らかにする**質問**）
- そうですね…，自転車こぎと筋トレかな．
- 自転車はどんな自転車ですか？
- ここの病院にも置いてあるようなものです．

なるほど！（ペーシング）それでは筋トレは？
足や手に重りを巻いて，動かしてました．
こういうのですよね．（重錘バンドを見せる）
そうです！　こういうのです．
ここまで話してみてどうですか？（メタコミュニケーション）
こういうものがあれば，家でもできそうですね．❶

解説

❶　平成18年の診療報酬改定により本事例のようなケースが増えたようである．患者はリハ訓練を継続したいと希望し，訓練の医学的適応はあるが，提供する医療施設が乏しいという状況である．しかしADLが自立している患者ならば，提案や質問でリソースを明らかにし，方策を見つけられるかもしれない．

ドリル11　リソースを明らかにする質問をつくる

（1）過去の成功体験を尋ねる質問を3つつくる．

（2）相手の強みを尋ねる質問を3つつくる．強みの内容を性格や能力などにチャンクダウンして質問してもよい．

COLUMN

神経難病患者のためのコーチング

　Lさんは24歳の女性．多発性硬化症のため，複視，めまい，失調症，不全四肢麻痺，感覚障害，構音障害，情緒障害がある．特にめまいは著しく，長い時間上体を起こしていられない．歩行は不能でADLの大部分に介助が必要である．家族は夫とLさんの両親がいる．このようなケースでもコーチングは使えるのであろうか．

①**患者本人へ**
　精神症状を呈している場合に，患者が目標指向的な行動を起こすことは困難である．患者とともにそこにいること（ゼロポジション）が基本であり，ペーシングと承認で会話を促し，質問をして患者の欲求を聞き分ける．
　（質問例：「最近できて気分がよかったことを教えていただけますか？」
　　　　　　「制約が一切なかったとしたら何をしたいですか？」）．

②**介護者へ**
　現実対処能力を引き出し，タイミングよく行動を起こせるようにする．そのために「介護日記」をつけることを提案してもよい．症状の推移，受けた医療，治療への反応，食事・排泄などの介護メモ，診断書，保険関係書類などの情報を記録する．介護日記を間に置いて，明らかにしたいこと，改善したいこと，心配なことなどを質問していく．また介護者のタイプに合わせた承認をする．

③**医療者へ**
　難病患者にはさまざまな職種がかかわる．また日々倫理的な問題に直面するケースもある．医療チームのコーディネーターがコーチング技能をもつことは有用であろうし，コーディネーター自身がコーチングを受ける場面も考えられる．

事例 12　退院を話題にする

　Mさんは小学校の教頭職．めまい，ふらつき，右目の視力低下で発症し，総合病院の神経内科に入院し，多発性硬化症と診断された．歩行障害があるためリハ病院に転院した．以下はPTが把握している内容である．

プロフィール

独身で，弟夫婦と同居しており，自宅の部屋は2階にある．今回の発症で定年まで数年を残し退職する．退職しなかったら町で女性初の校長になる予定であった．小学校の先生らしく温厚で優しい人柄であると同時に，折り目正しくきちんとした人物．リハには真面目に取り組み，自主訓練もほとんど習得した．歩行は不安定で，病室内やリハ訓練では補助具なしで歩行可能であるが，長い廊下などでは車いすを歩行器代わりに押して使用している．

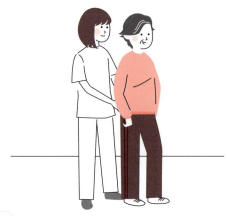

訓練中の会話

リハが順調に進み，リハ・カンファレンスで主治医から病状と退院を含めた治療方針の説明がなされるとの情報を受けたPTは，退院の相談が患者からあるのではないかと予想している．

…では，廊下の向こうの方まで歩く練習をしましょうか．

はい．

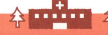

- こうして長い距離を安定して歩けるようになりましたね．（承認）
- ええ，なんとか歩けるようになりました．
- 入院してリハビリも順調に進んでいると思います．今後について何か主治医の先生からお話はありましたか？（退院に関する相談を切り出せるようにするための質問）
- ええ，昨日，先生から病気のことについて説明がありました．
- 先生からはどのような説明があったのですか？（Mさんがどのように理解したかを尋ねる質問）
- …この病気のことと，今のところ病状は安定している．リハビリも順調に進んだので，自宅に退院する方向で進めたいとのお話でした．
- そうでしたか…，そろそろ退院した方がよいと言われたんですね．（退院というキーワードを確認するバックトラック）
- ええ….
- …退院ということについてはどう思われましたか？（拡大質問）
- …そうですねー．病状は安定しているとのことで少し安心しました．こちらに入院してからもうすぐ3カ月近くになりますし…，そうなのかな（退院の時期なのかな）と思いました….
- そうですか…，病状が安定していてよかったですね．（共感）
- ええそうですね．
- …では，あの…退院のことを考える前に何か心配なことや疑問なことがありませんか？　私でよければおうかがいします…．（クローズドクエスチョン）
- いいえ，特に今のところは….
- そうですか，ゆっくり考えてまた何かあれば聞いてくださいね．❶

解説

❶ Mさんから退院についての明確な目標を引き出すのは時期尚早とPTは判断し，次につなぐ言葉でこの話題を終了した．

> **前の場面の2～3日後の会話**
>
> 前の場面の2～3日後，訓練中にエレベーターが故障し，復旧まで2～3時間はかかる状況である．病室に戻るにはリハビリ室のある1階から3階まで階段を昇らなければならない．他の患者は「よい練習」と言いながら担当のPTに介助され，階段を昇っていく．

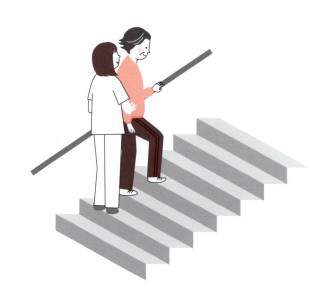

 Mさん，どうしますか？　エレベーターが直るまでまだ時間がかかるようです．❷
 …そうねぇー．
 直るまで，こちら（待合室の椅子）でお待ちになりますか…？
 …う～ん．
 …それとも私と一緒に階段をあがっていきますか？（提案）❸
 …どうしようかしら…昇れるかしら．
 大丈夫ですよ．私が後ろからお手伝いします．
 じゃあ，やってみるわ．みんなも昇っているし…．
 それでは，行きましょう！

❷ 「訓練になるから階段で帰りましょう」とすぐに提案せず，本人が選択できるような会話の流れにする．
❸ 会話のときのMさんの表情や声にも注意を払い，提案する．

その翌日の訓練場面での会話

その後，何とか階段を3階まで昇り終える．昇っているときは大変そうであったが，3階に着いたときは達成感からか笑顔がみられた．

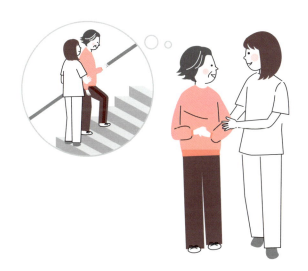

Mさん，こんにちは．昨日は大変でしたね．足の方は大丈夫ですか？
（現状を明確化する**クローズドクエスチョン**）

ええ，昇っているときは大変だったけど，昇ってしまえば大丈夫でした．ちょっと太ももが疲れたくらい…．

…痛みはないですか？（現状を明確化する **クローズドクエスチョン**）

ええ，痛いってことはないです．

…そうですか．痛みがなくてよかったです．なんといっても3階まででしたから….（**承認**）

ええ，私も最初は昇れないと思っていました．でもエレベーターも直らないし….でも手伝ってくれるとおしゃってくれたので，思い切ってやってみました．そうしたら，昇れたんです！！

ええ，昇れましたね．私も，もっとお手伝いしないといけないと思ったんですけど，後半少し腰を支える程度で済んで…ほとんどMさんお一人で昇っていかれたので驚きました．（**承認**）

ええ本当に，なんとか昇れました．

そうですね．本当にうまく昇れました．成功した秘訣はなんでしょうか？（**チャンクダウン**）

…う〜ん．よくわからないけど…足も思ったよりうまく動いて…力も入りました．

そうですね….足も力がついて，よくなってきたんですね．（**アンカーリング**）

ええ入院して…リハビリをして…階段も昇れました….少し自信がついたみたい．

そうです．いつも練習頑張っていましたから，もっと自信をもっていいと思います．（**承認**）

…そうね．なんとかやっていけそうです．退院のことも考えるわ．

退院ですね…いろいろあると思いますが…大丈夫ですか？（確認するための **質問**）

ええ大丈夫….だって私の人生これだけじゃないから！

そうですね．これから！ですね．

解説

　Mさんは，多発性硬化症のために校長就任というキャリアを諦め，闘病生活に入った．いろいろな苦悩があったと思われるが，訓練中は悩む様子をみせず淡々と，几帳面にプログラムをこなし，順調にリハビリが進んだ方である．歩行能力などの身体機能の目標を達成しつつあり，退院に向けた計画を立てる段階にあった．

　患者の自己肯定感と現実対処能力がともに高い状態にあるとPTは判断し，コーチングのスキルを使って患者の意思決定をサポートした．その際，PTが患者のペースに任せる姿勢を貫いていることに注目していただきたい．

ドリル 12　フォローアップする

課題
（1）家族の誰かを思い浮かべて，前回に何を話したかを思い出す．

（2）職場の誰かを思い浮かべて，前回に何を話したかを思い出す．

（3）患者の誰かを思い浮かべて，前回に何を話したかを思い出す．

（3）脊髄小脳変性症の場合

疾患の理解のポイント

主に運動失調症を呈し，徐々に進行する神経変性疾患の総称である．運動失調症はたいてい小脳性であるが，脊髄後索の障害による脊髄性失調症もある．主に脊髄性の運動失調を呈する疾患，小脳性失調症を呈する疾患，および多系統変性症の3つの疾患群に大別される．運動失調症の他に，病型により錐体外路徴候（パーキンソニズム），錐体路徴候（痙縮），自律神経障害（起立性低血圧・排尿障害・発汗低下）がみられる．さらに機能・活動の障害として，歩行障害，上肢の協調運動障害，構音障害，嚥下障害，眼球運動障害（複視，眼振による動揺視・霧視），呼吸障害（睡眠時無呼吸症候群，声帯外転麻痺）などを生じる．運動療法，日常生活の代償動作の訓練，杖などの歩行補助具の使用，環境整備がリハの一環として行われる．運動失調症には保険適応が承認されている薬剤として酒石酸プロチレン（ヒルトニン注®），タルチレリン水和物（セレジスト®）がある．そのほか，対症的に薬物療法が行われる．患者全体の約30％が遺伝性で，70％が孤発性である．遺伝性の大部分は常染色体優性遺伝性であり，親や親戚の病気の経過をみてきたことが，自身の「病いの物語り：illness narratives」の一部になっている．〔註：illness narrativesについては，アーサー・クラインマン（著），江口重幸，上野豪志，五木田 紳（訳）：病いの語り—慢性の病いをめぐる臨床人類学．誠信書房，1996．を参照されたい〕

リハに必要なコーチングの視点

・患者に気持ちよく話してもらう．
・**プレコーチング**（患者のコミュニケーションのスタイルを知り，気がかりや望んでいることを聞き分ける段階）に時間をかける．「気がかり」とは，不安や心配といった明確なレッテルを貼ることのできない漠然と気にかかることである．コーチとしての医療者は患者によって話された

気がかりに不安や心配などのレッテルを貼ることなく，患者にとっての意味を聞き分ける．
- 予後は遺伝だけでなく，選択された行動に影響される〔「Natureかnurtureか」の問題（p157参照）〕．
- 疾病への心理的適応を促す．
- 疾病管理を超えて患者自身のプロジェクト（したいこと，身につけたいこと，続けたい習慣，家庭や地域のなかで築きたい人間関係など）を支援する．

リハ・コーチとしての問い

- 患者の構音障害にどのような配慮をしているか．
- 患者とのコミュニケーションは対等か．
- 患者を信頼しているか．
- 患者から何を学んでいるか．
- 患者からフィードバックを受けたか．
- 患者の気がかりを聞き逃していないか．
- 患者が今まさにできなくなりそうなことは何か．
- 症状の悪化を話題にする用意はあるか．
- 成果を何によって評価するか．
- 患者に何かを無理にさせようとしていないか．

コーチングスキル

- Iメッセージによる承認

> 事例 13　ADLが低下しつつある患者と病院の廊下で

　Nさんは60歳の女性．独り暮らし．5年前からめまいとふらつき歩行が出現し，MRI上で小脳と脳幹の萎縮がみられた．脊髄小脳変性症が疑われて遺伝子検査を受け，マシャド＝ジョセフ病と診断された．自覚的には「めまい」が一番つらいという．仰向けに寝ると目が回り，入眠を阻害する．通院や家事も可能であるが，もともとスポーツが好きで活動的であったのに，できることがどんどん減り，このまま寝たきりになってしまいそうで不安であるという．そのため，転倒の危険があっても，頑張って長い距離を歩くようにしている．また，遺伝性疾患と知って，子供や孫の発症を心配している．病院の廊下で定期診察を受けに来た患者と担当PTが偶然出会い，少し立ち話をした．

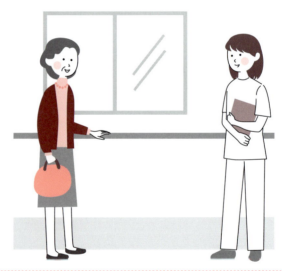

🧑 今日は診察に来て，これから帰るところなんです．教えてもらった訓練は毎日しています．

👩 ありがとうございます．それをうかがってとても嬉しいです．(Iメッセージによる承認) ❶

🧑 毎日訓練しているのですが，最近またふらつきがひどくなったようです．

- 👩 ふらつきがひどくなったのですね．もう少し具体的に教えていただけますか？（バックトラック）
- 👩 歩いていて，ちょっと顔の向きを変えると，ぐらっとするので，景色を見ながら歩けなくなりました．
- 👩 そうですか．それはおつらいでしょう．
- 👩 ええ．ショックです．
- 👩 ショックとおっしゃる意味をもう少し詳しく教えていただけますか？
- 👩 …もう歩けなくなってしまうのかなって….
- 👩 そう思っていらっしゃるのですね．話してくださったので訓練計画を立てるうえで大変助かります．（Iメッセージによる承認）
- 👩 リハビリしても効果があるのかな，って疑問に思ってしまって．先生には失礼かもしれませんが….
- 👩 いえ，おっしゃってくださってありがとうございます．リハビリの効果がなくて，歩けなくなるかもしれないと思っていらっしゃるのですね．
- 👩 そうなりたくないけど，やっぱり無理ですよね．
- 👩 そうなったら私も悲しいです．
- 👩 …今日はこれで帰ります．話を聞いてくださってありがとうございました．主治医の先生には今後の症状のことを聞くのが怖くて．
- 👩 こちらこそ率直にお話しくださってありがとうございました．（Iメッセージによる承認）

解説

❶　ペーシングとIメッセージを主体とした承認で患者が自由に話せる場をつくる．対等で自由なコミュニケーションにより，不安なことや症状のわずかな変動といった情報を医療者とうまく共有できるように支援する．症状の悪化という患者にとってショックなことが起こったとき，そのショックにも関心をもっ

て傾聴する．症状の悪化は患者の「物語り」のなかでどのような意味をもつのか，予後について不合理な思い込みはないかに注意を払い，不合理であっても批判を挟むことなく丁寧に聞き分けていく．「寝たきりになってしまうのではないか」という本当につらいことを話題にすることもある．「歩けなくなったらどうしますか（どうなりますか）？」という質問の後にくる沈黙の時間を患者と共有することは，真に臨床家の仕事である．

ドリル 13　相手に自由に話をしてもらう

（1）相手が話してくれたことに感謝する表現をつくる．
　　例：教えてくれてありがとう．
　　　　注意してくれてありがとう．
　　　　厳しく言ってくれてありがとう．
　　　　優しく言ってくれてありがとう．
　　　　前もって言ってくれてありがとう．

（2）患者に気がかりなことを言ってもらうために医療者は何ができるか．5つあげる．

執筆

道又　顕　（東北大学大学院 医学系研究科 肢体不自由学分野／一般財団法人広南会 広南病院 リハビリテーション科）

田邊素子　（東北大学大学院 医学系研究科 肢体不自由学分野／東北福祉大学 健康科学部 リハビリテーション学科）

出江紳一　（東北大学大学院 医工学研究科 リハビリテーション医工学分野）

第9章 ● 事例編　疾患ごとのコーチングスキルの応用

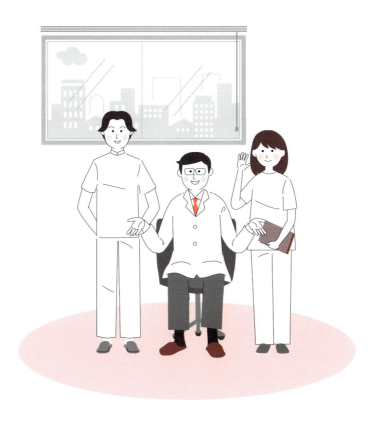

第10章
組織マネジメントへのコーチングスキルの応用

◆◆ 新人教育に活かすコーチング
(1) 新人教育

> **ポイント**
>
> 自分自身が新人だったときのことを思い出すと，自分より年配の患者や経験豊富な先輩たちの間で自分の存在が小さく感じられて，医療現場に自分の居場所を見出すことが困難と感じたものであった．皆さんも同様の経験に思い当たることはないだろうか．まずはそのような新人に対して，「ここにいてもいいんだ」という存在承認，安心感，そして自由に話せる「場」を提供することが新人教育の最初のステップである．なぜなら，彼らの「ファウンデーション」を強化することが彼らの力を発揮する基盤となるからである．また，第7章で新人指導のためのコーチングが紹介されているが，フィードバックもこのような基盤の上に行われないと逆効果になってしまう．コーチとしては，まずは新人との信頼関係を築くことに注力したい．次の段階として，成長のための目標設定とその実現のための行動開始・継続がコーチングのテーマとなる．
>
> 医療従事者が教育手法を正式に学ぶ機会はなかなかないが，コーチングはもともと教育手法としての利用が盛んであり，その分野の参考書も多い[1]．近年医療の分野でも，例えば厚生労働省の「医師の臨床研修に係る指導医講習会の開催指針」（平成26年一部改正）のなかで，指導医が身につけるべき指導方法および内容の例として，コーチングがあげられるようになり，医療従事者にも教育手法の習熟が求められている[2]．またアメリカ医学協会からも「Coaching in Medical Education : A Faculty Hand

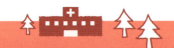

book」が公刊されているので参考にされたい[3].

コーチングの視点

- 新入職員の職場への適応
- 新入職員に対する周囲からの評価
- 新入職員の気づき
- 新入職員の成長

コーチとしての問い

- 新入職員は職場に自分の居場所を見つけられているか.
- 新入職員は上司との信頼関係が構築できているか.
- 新入職員と患者との関係はどのようになっているか.
- 新入職員が自由に話せる場が形成されているか.
- 新入職員は気づきや新たな視点の獲得があるか.
- 新入職員は目標達成に向けて行動を起こしているか.
- 新入職員に成長がみられるか.

コーチングスキル

- 傾聴・承認により信頼関係を構築する.
- 質問により新入職員の考え・悩みを言語化する.
- フィードバック
- タイプ分け™
- 会話の「場」をつくる.
- 提案する.
- メタコミュニケーション（振り返り）

> 事例 1　指導医の研修医への教育的なかかわり

　医師Aは卒後10年目の指導医．医師Bは春に国家試験に合格して勤務を始めて1カ月を経過した研修医．医師Bは医師Aの指導のもと，肺がんと診断されて入院してきたCさんを担当している．

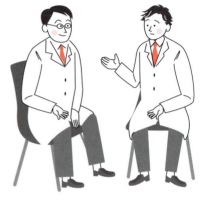

- B先生，おはよう．
- おはようございます．
- 少し疲れているね．（フィードバック）
- ええ，昨日当直でした．
- それはお疲れ様．（承認）研修を始めて1カ月だけど，何か問題はあるかな？（オープンクエスチョン）❶
- 実は昨夜Cさんの病室にうかがったときに治療法についていろいろ質問されて，うまく答えられなくて落ち込んでいます．
- もう少し具体的にはどういうことかな？（チャンクダウンのための質問）❷
- Cさんはインターネットでいろいろ調べていて，私よりずっと知識があって質問攻めにあいました．自分が知らないとは言えなくて，その後Cさんから信頼されていない感じがしているんです．❸
医学部で6年間一生懸命勉強して，国家試験にも合格したのに，実際に患者さんの受け持ち医になってみると今までの勉強があまり役に立たないなぁ，という無力感というか….

なるほどね．（無力感に声のトーンでペーシング）医学部で一生懸命勉強したのにそれが役に立たないという無力感ね．（バックトラック）

 まだまだですね．

 私も10年前には同じようなことを感じたなぁ．

 先生もですか？ ❹

（続く）

❶ 信頼関係の構築や話しやすい場をつくることは，毎回のあいさつや承認などの小さなやりとりの結果である．その後にここではオープンクエスチョンから始めており，医師Bも自分の悩み（Cさんとの関係構築）について言語化できている．話しやすい場が構築されていない場合にはクローズドクエスチョンから始めると相手が答えやすい環境を整えることができる．

❷ チャンクダウンのための質問．漠然とした訴えを具体的なものとすることで相互理解が進むし，話を効率的に進めることができる．

❸ 「質問攻め」という言葉を聞き取って，話者が「受け身」「被害者的」になっていることを気にとめておくことは大切．タイミングをみてアカウンタビリティに関するフィードバックをする（アカウンタビリティについては第5章を参照）．

❹ 上級医が自分の体験や気持ちを話すことは信頼関係の構築に役立つことが多い．

ドリル1　承認

承認は信頼関係構築の基盤である．承認の練習をしよう．

（1）You, I, Weの立場からの承認を実際にしてみる．

（2）タイプ別に「受け取りやすい承認」「反発を感じやすい承認」を考える．

（続き）
- 🧑‍⚕️ それではCさんとの関係はどのようにしたいのかな？（チャンクダウンのための質問）❶
- 🧑 もちろん，受け持ち医として信頼してもらいたいです．
- 🧑‍⚕️ そのためにはどうしたらいいのだろう？（チャンクダウンのための質問）
- 🧑 それがわかれば悩んだりしませんよ．
- 🧑‍⚕️ そうだね．❷ それではそもそもなぜ昨夜Cさんは君を質問攻めにしたのだろう？（視点移動のための質問）
- 🧑 昨日の昼間に先生と一緒に治療方針の説明をしました．そのときに質問すればいいのに，と思いました．夜になって私一人のときに質問攻めにするなんて…．
- 🧑‍⚕️ 君は自分が被害者になっているね．（フィードバック）自分が肺がんと診断されたとして，Cさんの気持ちを想像してごらん．
- 🧑 ……（沈黙を扱う）
- 🧑‍⚕️ 普通の人にとっては，肺がんと診断されることは人生最大のショックではないかな？ 昼間に一緒に治療方針を説明したけれど，何か気がついたことはなかったかな？
- 🧑 そういえば，質問もなく，なんとなくぼんやりとしているように見えました．
- 🧑‍⚕️ そうだね．よく観察していたね．（承認）たぶん，Cさんはまだ肺がんという診断を受け入れられなくて，混乱しているのだろうね．
- 🧑 そうだと思います．
- 🧑‍⚕️ それでは夜になって君を「質問攻め」にあわせたのはどうしてだろう？
- 🧑 たぶん，その後にいろいろと考えて，質問がたくさん出てきたのですね．
- 🧑‍⚕️ そうだね．❸

（続く）

第10章 ● 事例編　組織マネジメントへのコーチングスキルの応用

 解説

❶　ここでもチャンクダウンの質問をうまく使っている．ここまでの会話をもっと膨らますこともできるが，忙しい職場では会話の方向性を制御するのもコーチの役割である．医師Bの感じている無力感にペーシングしつつ，方向性を具体的かつ重要な課題である「担当患者との関係」に焦点化している．優秀なコーチは会話の流れを制御しつつも相手との信頼関係を損なわない技能を有する．

❷　「それがわかれば悩んだりしませんよ」とは投げやりな言い方であると感じられるかもしれない．しかし医師Aが「そうだね」と，とりあえず受け止めることが次の「視点移動のための質問」につながっている．

❸　会話の流れのなかで医師Bの視点が自分自身の無力感や被害者感情からCさんの立場に移動している．視点の移動は典型的な学習体験である．このような体験が医師Bの成長につながる．コーチはタイミングよく十分にそのことを承認するべきである．

ドリル 2　新しい視点の獲得

課題
（1）視点の移動を促す質問を考える．

（続き）
 それでは今後，君がやるべきことは何だろう？（**目標設定のための質問**）❶
 まずはCさんのお話しをじっくりと聴くことですね．
 それから？（**スライドアウトの質問**）
 Cさんが調べているインターネットの情報は玉石混淆ですから，医師として，エビデンスのあるものないものをしっかりとご理解いただけるように，サポートしたいと思います．

- そうだね．そのためにはどうする？
- 私も教科書での知識しかないので，新しい論文を読まなければならないと思います．
- その通りだね．具体的にはどうする？（チャンクダウンのための質問）❷
- 先生，何か適切な総説はありませんか？
- そうだね．先月 A Journal に出ていた総説が詳しくてわかりやすかったよ．
- それではまず，その総説を読んでみて，関連するオリジナルの論文を読んでみたいと思います．
- いつまでに？❸
- そうですね．今日は時間があるので，明日の朝までにはできると思います．
- ここまで話してみてどうかな？（メタコミュニケーション）
- やるべきことがわかって少しすっきりしました．
- それはよかった．それではまた明日の朝にその件を話そう．❹
- よろしくお願いします．またCさんとお話ししてみます．

解説

❶ 新人教育のなかで目標設定と目標達成のための行動は最も重要である．再びコーチが会話の流れを制御して目標設定に向かうが，流れを変えるきっかけとして有効な質問である．

❷ 医師Aの一連の質問は目標設定のための質問であり，より具体的な行動目標を医師Bが設定できるようにサポートしている．「スライドアウトの質問」とはチャンクサイズは同じでありながら，他の可能性を問う質問である．

❸ 目標達成の期限を決めることは相手の行動を起こさせるために重要な質問であり，必ず尋ねる．

❹ 最後に「メタコミュニケーションの質問」を行うことによって，相手が一連の会話をどのように感じているかを確認できる．また，次回の設定を行って行動をフォローすることが大切である．このプロセスを継続していく．

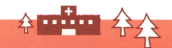

ドリル 3　目標設定

(1) 目標設定のための質問を考える．

(2) 現状の確認＞目標設定＞現状と目標の状態のギャップの確認＞具体的行動の言語化＞フォローアップ，のコーチングフローを練習する．

COLUMN

医療現場でどのようにコーチングを利用するか（1）

　医療従事者を対象としたコーチング研修会でしばしば受ける質問が「忙しい病院のなかでどのようにコーチングをしているのですか？」，「外来や病棟の診察時間にコーチングをしているのですか？」というものである．コーチング研修会では，GROWモデルやコーチングフローに従った30分程度のコーチングセッションを基本形として学ぶことが多い．質問者の真意はこのようなコーチングセッションを実際に病院で行っているのか，ということであろう．第4章で紹介した「神経難病患者に対するコーチング」研究では電話により典型的なコーチングセッションを行った．また初学者は基本形のコーチングを練習することが効果的である．しかし基本形を身につければ，その後は状況に応じてさまざまな形で応用可能である．たとえば「3分間コーチング」という形がある[4]．事例1も10分程度の日常会話であるが，全体の流れはコーチングフローに従っている．日常のかかわりのなかで，承認，傾聴，質問を意識するだけでも周囲の人との関係性が変化する．また課題解決のためのミーティングでは参加者全員でコーチングフローをまわすことが有効である．組織で定期的に個人面談を行う機会があれば，それをコーチングとして行うこともできる．部下との間にコーチングを行う関係性が成立していれば，コーチング面談は相手の成長を促したり，燃え尽きや離職を防ぐために非常に有用である．以上のように職場の実状に合わせてさまざまな形を工夫してコーチングを利用できる．

◆◆ リーダーシップ育成に活かすコーチング

（1）次世代リーダーの育成

ポイント

　本書では医療現場におけるリーダーを想定しているが，具体的には各専門職種グループの長ということになる．ビジネス界と異なり，医療界では「マネジメント」という言葉はあまり浸透していなかった．しかし，医療の世界でこそマネジメントが必要だと指摘したのがマネジメントの概念を生みだしたドラッカーである．すなわち病院組織をはじめとする非営利組織におけるミッション，マネジメントの意義と，組織の特性やニーズに焦点を合わせたリーダーシップとマネジメントの理論の必要性を論じている[5]．

　リーダーからの効果的なコミュニケーションは，部下・同僚の自律的な行動を促し，仕事への満足度を向上させる．表は，従来の組織によくみられる指示命令型のリーダーシップスタイルとコーチ型のリーダーシップスタイルを，コミュニケーションスキルを切り口に比較したものである[6]．

表　指示命令型リーダーシップスタイルとコーチ型リーダーシップスタイル

指示命令型リーダーシップスタイル	コーチ型リーダーシップスタイル
結果を評価の対象としている	結果だけでなく，過程から相手とかかわっている
相手の行動をコントロールしている	相手が自発的に動けるようサポートしている
相手がリスクを冒さないようにリスクマネジメントしている	相手が安心してリスクに挑める環境をつくっている
相手の弱点克服に焦点を当てている	相手の強みを伸ばすことに焦点を当てている
失敗や過ちを指摘する	努力や主張を重視する
自分のやり方を相手にも求める	個々のやり方・強みを認めている
問題をすべて自分の責任で解決しようとする	相手が自分で問題を解決できるようにサポートしている
相手の話の内容を聞いている	相手の話の真意を汲み取っている

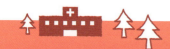

医療の世界では重要度と緊急度に応じて両者を適切に使い分けることがリーダーには求められる．たとえば，緊急手術や患者の急変など緊急を要する場面，専門的で重要な判断や処置が必要となるなど，緊急度も重要度も高いときには，指示命令型リーダーシップスタイルのスピード感が必要となる．一方，後進育成や医療チームの連携強化，院内組織の風土改革など，重要ではあるが緊急ではない案件，表現を変えれば時間をかける価値がある大きな変革や成長を求めるとき，コーチ型リーダーシップスタイルが機能する．

コーチングの視点

- 信頼感
- 自由に話せる場をつくる．
- 新たな視点に気づかせる．
- 目標設定
- 行動を開始させ継続させる．

コーチとしての問い

- 相手とのコミュニケーションのための時間を毎日とるように心がけているか．
- 相手の行動や成果に対して，タイムリーにフィードバックしているか．
- 自分のやり方を押しつけるのではなく，相手のやり方・強みを認めているか．
- 相手の能力や適性を引き出す努力をしているか．
- 相手が話しやすくなるような態度や言動をとっているか．
- 相手の意見をよく聞いているか．
- 詰問ではなく，自由に安心して答えられる質問をしているか．
- 相手に，自ら考え，問題解決を促進させるような質問をしているか．
- 相手が受け取りやすいような表現と内容で褒めているか．
- 相手に対して，受け取りやすい提案・リクエストをしているか．
- 相手に対して提案・リクエストをした後，適宜フォローをしているか．

・相手によってコミュニケーションの仕方を柔軟に変えているか．

● コーチングスキル

・傾聴
・質問
・承認
・タイプ分け™
・会話の「場」をつくる．
・提案する．
・メタコミュニケーション（振り返り）

事例 2　次世代リーダーのリーダーシップ醸成

看護師Aは経験豊富な看護部長．看護師Bは1年前より外科病棟の看護師長に昇格したが，昨日，来春3人の病棟看護師が退職を希望していることが判明した．自分では病棟運営に問題を感じていなかったが，一度に3人の看護師離職にショックを受け，恩師の看護師Aに相談するために看護部長室を訪れた．

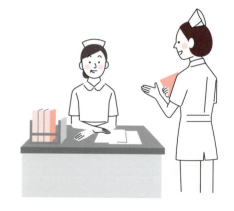

Bさん，どうしましたか？
実は来春に3名の看護師が退職を希望していることがわかって，ショックを受けているんです．今年から師長になって自分なりに病棟の雰囲気をよくして皆が働きやすい環境を心がけてきたつもりなのですが，中堅の看護師が3名も抜けてしまうと外科病棟は大変な

ダメージです． ❶
そうなの？ 私もあなたのことは気にかけて見てきましたが，師長になって頑張っているな，といつも思っていましたよ．（承認）
彼女たちとはコミュニケーションもとってきたつもりですし，なんだか裏切られたような気持ちです….
裏切られたような気持ち？（バックトラック）
そうですね．……でも，私って今，被害者的になっていますね． ❷
あなたはどのような師長になりたいのかしら？ ❸
あまり考えたことはありませんが，自分が頑張っている姿を見せれば，みんなも自然についてきてくれると思っていました．
そうね．あなたはそのようにして以前の師長さんの姿を見ながら頑張ることができたのね．（承認）でもね，人にはいろいろなタイプがいるのよ．
そうでしょうか….
（本事例はこの後も会話が続くが，提示はここまで）

解説

❶ 看護師Aと看護師Bの間には，すでに信頼関係が成立しているので，「自由に話せる場」は成立している．そのことは，看護師Aの「どうしましたか？」というオープンクエスチョンだけで看護師Bが訴えを始めていることから確認できる．

❷ 話し手の感情表出は重要な鍵となる．傾聴しながらも，そのような言葉をタイミングよくとらえて，バックトラックしている．ここではそれだけで看護師Bへのフィードバックともなっている．看護師Bも瞬時に反応して，自分が被害者的になっているとの気づきが起こっている．自分を俯瞰する視点の移動が起こっている．このような気づきがあると単なる自己主張のための会話は終結し，以後の展開は大きく変わってくる．

❸ 看護師Aは管理者としては当然，3人の中堅看護師の離職に関心があるだろうが，結果よりプロセスに焦点を当てることが看護師Bとの会話を継続させ

るであろう．ピンチはチャンスという言葉があるが，看護師Bのリーダーとしての成長の機会でもある．このような状況であれば，「あなたはどのような師長になりたいのかしら？」という大きなチャンクの質問が効果的となる．今後は，次第にチャンクサイズを下げる質問をしながら，具体的な目標設定を行っていく．

> **ドリル 4** 事例2の会話の今後の展開についてさまざまな可能性を考える
>
>
> 今後の会話の展開にはゴールをどこに設定するのかによってさまざまな可能性がある．まずは離職者3人を引き留めることをゴールとするのか，看護師Bのリーダーとしての成長をゴールとするのか，など．
> それぞれの場合にどのような質問や提案が機能するだろうか？

COLUMN

医療専門職とリーダーシップ

　病院のなかでリーダーといえば，病院長，看護部長，事務部長などが思い浮かぶだろう．また内科部長，外科部長，看護師長，リハ科長などの職種別リーダー，化学療法室，輸血室，栄養サポートチームなどの職種横断的チーム医療のリーダーなどが該当する．しかしリーダーシップはこのようなリーダーだけのものではない．たとえば院内で患者向けの糖尿病教室を開けば，担当栄養士はリーダーシップを発揮しなければならないだろう．また，病院外でも医療専門職にリーダーシップを期待される機会は多い．たとえば近所付き合いや友人のなかで健康に関する相談を受けることもあるのではないだろうか．このように考えると，医療専門職の教育課程でリーダーシップを扱うことは必須であり，コーチングを学ぶことは医療専門職の自己実現のためにも有用である．

◆◆ チーム医療に活かすコーチング

（1）多職種チームミーティング

> **ポイント**
>
> 医療の高度化・複雑化を背景として，チーム医療の重要性が指摘されて久しい．病院には医師，看護師，薬剤師，検査技師，栄養士，ソーシャル・ワーカー，理学療法士，作業療法士，病院事務職，などなど多種類の専門職集団が存在している．さらに近年は地域包括ケアの導入により，病院外の地域の医療・介護専門職との連携も重要な課題となっている．それぞれが異なる組織文化・行動規範をもっているため，深い相互理解がないと効果的なチーム医療を行うことができずにチーム内の軋轢を生むことになる[6]．
>
> 細田は「チーム医療」の4つの志向性，6つの困難を指摘している．4つの志向性とは「専門性志向」「患者志向」「職種構成志向」「協働志向」であり，いずれもチーム医療の重要な要素である．一方で，これらはしばしば対立関係，相克関係となることから6つの困難が生まれる．すなわち，①「専門性志向」vs「患者志向」，②「専門性志向」vs「職種構成志向」，③「専門性志向」vs「協働志向」，④「患者志向」vs「職種構成志向」，⑤「患者志向」vs「協働志向」，⑥「職種構成志向」vs「協働志向」の対立である．以上の背景を理解したうえで，日常の医療現場で4つの志向性を場面に応じてどのように調和させることができるかがコーチング・マネジメントの課題となる[7]．
>
> チーム医療の現場では日常の協働のなかで互いの信頼関係を築くことが重要である．多職種ミーティングが情報共有・方針決定の場となる．参加メンバーそれぞれがミーティング後に充実感をもてるようなミーティング運営を心がけたい[8]．

🔍 コーチングの視点

- ミーティングのゴールを明確にする．
- メンバー相互のリスペクト
- 一人が話し続けていないようにする．
- 全員に発言の機会が与えられているか．
- 意見が異なる場合に否定するだけでなく，代替案を出す．
- 次回までの課題を明確にする．

コーチとしての問い

- ミーティングのゴールは具体的か．
- 参加者相互間のリスペクトはあるか．
- 個人攻撃はないか．
- 参加者はアカウンタブルであるか（アカウンタビリティについては第5章を参照）．

コーチングスキル

- 傾聴
- 承認
- 質問
- タイプ分け™
- 会話の「場」をつくる．
- 提案する．

第10章 ● 事例編　組織マネジメントへのコーチングスキルの応用

多職種チームミーティングでの方針策定

X病院のがん化学療法チームで抗がん剤による粘膜傷害が話題になり，院内で口腔領域の専門家である歯科医師，歯科衛生士を招いて，情報共有と意志決定のためのミーティングを開催した．参加者は以下の通り（発言順）．

A：医師（司会者）
B：歯科医師
C：看護師
D：歯科衛生士
E：事務部長
F：薬剤師

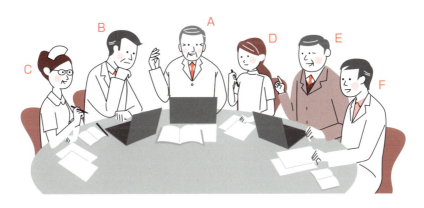

本日はお忙しいなかをお集まりいただいてありがとうございます．皆さんもご存知のように，口内炎や口腔粘膜障害は抗がん剤治療を受ける患者さんにとって最も不愉快な副作用の1つです．食べられないこと，味がわからなくなることは患者さんのQOLを低下させますし，感染症の原因ともなります．最近，学会でも抗がん剤を投与されている患者さんの口腔ケアが話題になっています．そこで本日のミーティングは当院のがん化学療法チームで口腔ケアをどのようにしていくか，皆さんの意見を聞きながら方針を考えていきたいと思います．よろしくご協力お願いします．

- 本日は歯科のB先生と歯科衛生士のDさんにもご参加いただきました．まずはB先生，ご専門の立場からご意見いただけますか？❶
- 粘膜傷害作用の強い抗がん剤では口内炎予防のために**クライオセラピー***が有効だという報告を聞いたことがあります．理論的には有効だと思いますが，どの程度エビデンスがあるのかはわかりません．
- 抗がん剤の副作用のなかで嘔気に関しては，よい薬が出て，昔と比べると患者さんもずいぶんと楽になったと思います．しかし，口内炎はひどくなるととても患者さんが苦しみます．少しでも有効であるなら是非クライオセラピーをしていただきたいと思います．❷
- 私もクライオセラピーの専門家ではないのですが，各施設でやり方はまちまちのようですし，正しいやり方はなく，どこも施設で伝統のやり方をやっているようです．
- 歯科衛生士のDさんはご意見がありますか？❸
- B先生のおっしゃる通りだと思いますが，もしクライオセラピーを始めるのであれば，各施設のやり方を学んでそれらを比較したいと思います．
- 病棟業務が増えるようであれば歯科衛生士の増員もお願いしたいですね．
- Eさんはご意見ありますか？
- 少し気になるのが，口内炎予防のための口腔ケアには保険加算がありません．歯科衛生士の増員が必要であるのなら，病院の収支にも影響があるかもしれませんので，試算が必要だと思います．❹
- 粘膜障害が重症であれば，在院日数，抗生剤・麻薬の使用日数が延長することが知られています．医療経済的なメリットも大きいと思います．
- 口腔内の清掃方法は看護師も勉強しておくと，患者指導によいですよね．
- Fさんはご意見ありますか？

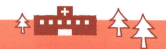

- 調剤で問題なければ，含嗽薬を作成することは問題ありません．粘膜障害により内服も困難になる患者さんがいるので，薬剤師としてもかかわっていくことが必要と考えています．
- ありがとうございます．❺

（ミーティングが続く）
- さて，そろそろ時間ですが，どなたか最後に追加の質問，ご意見はありますか？❻
ないようですので，本日話された内容をまとめたいと思います．重要な論点が3つあったと思います．
1つはクライオセラピーや口腔ケアに関する医学的エビデンスがどれくらいあるのかということでした．この点に関してはB先生，次回までに調査をお願いできますか？❼
- わかりました．次回報告いたします．
- Dさんは各施設のクライオセラピーのやり方を調べて比較していただけますか？❼
- わかりました．知り合いからも情報を集めておきます．
- 最後に医療経済的な問題ですね．Eさん，次回までに試算をお願いできますか？❼
- わかりました．他院の様子も調べておきます．
- ありがとうございます．それでは次回のミーティングは1カ月後に予定したいと思いますので，引き続きよろしくお願いいたします．本日はありがとうございました．

....

*クライオセラピー：抗がん剤投与前に氷などで口腔内を冷却して血流を低下させることにより粘膜への抗がん剤の影響を減じて口内炎を予防する治療．

❶ ミーティングの冒頭にあたって，目的とその背景を簡潔かつ明確に提示する．参加者へのリスペクトの表現と特に初参加者の紹介は重要である．

❷ Bの「専門性志向」とCの「患者志向」の関係がみられる．

❸ 職種，職位，年齢，性差などの要因からミーティングでの発言に遠慮がある場合もある．参加者全員から発言を得られるように配慮することが司会者の重要な役割である．自由に話せる場であるかどうかは常に意識する．時には指名して発言を求める．

❹ Bの「職種構成志向」とEの医療経営に関する「専門性志向」の関係がみられる．

❺ それぞれの立場から意見を引き出している．「専門性志向」「患者志向」「職種構成志向」「協働志向」の調整を行いつつ，目標設定，合意形成に向けて議論を続けていく．

❻ ミーティングの時間は厳守する．あらかじめ予定時間を知らせておく．最後に言い残したことがないかどうかを確認する．

❼ 役割分担を明確にする．次回までの課題を各自に具体的に提示して，確認をとる．

ドリル 5　ミーティング

（1）多職種ミーティングに向けてどのような事前準備が必要か考える．

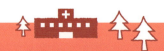

COLUMN

参加者全員が満足できるミーティングとは

　医療の現場で多職種連携のためのミーティングに多くの時間が割かれている．せっかく忙しいなかを多くの関係者が一堂に会する貴重な機会であり，実りの多い話し合いにしたい．しかしながら実際は，しばしば残念な場面に出会う．たとえば以下のようなミーティング．心当たりはないだろうか？
　①伝達会議に終始し，意見交換がなされていない．
　②役職の高い人が発言し，他の人は静まり返っている．
　③発言力のある人に流され，反対意見が出ない．
　④特定の人への個人攻撃や，決めつけが激しい．
　⑤主観・感情的な批判はするが，提案がなされない．
　⑥誰も責任をとりたがらず，仕事の押し付け合いになっている．
　有能なファシリテーターはこのような場面で，質問，バックトラック，提案，フィードバックなどのコーチングスキルを適宜使いながら，ミーティングを運営し，参加者全員が満足できるミーティングを目指す．

（2）他組織とのコミュニケーション

事例 4　医療と介護の円滑な情報共有—地域連携—

Bさん（女性78歳）は独居，要介護1で，ケアマネジャーのAさんが担当している．長男・次男家族は他県に在住．疎遠であり見舞いにも訪れていない．今回，自宅で転倒，大腿骨を骨折し，X病院に入院し手術を受けた．今後の方針を決定するため，サービス担当者会議が開催された．

A：ケアマネジャー（司会）
B：患者
C：担当医師（X病院）
D：担当理学療法士（X病院）
E：ソーシャルワーカー（X病院）
F：ヘルパーサービス責任者（Yヘルパーステーション）
G：デイサービス相談員（Zデイサービス）

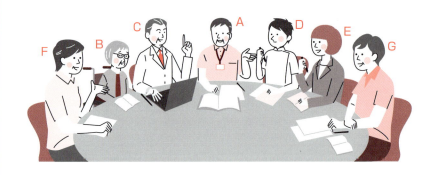

> 本日は皆様お忙しいなかをお集まりいただきましてありがとうございます．これからBさんのサービス担当者会議を始めさせていただきます．
> まずは，初めての方もいらっしゃると思いますので，自己紹介からよろしくお願いいたします．

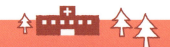

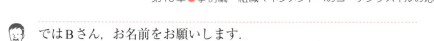

- ではBさん，お名前をお願いします．
- ○○○○です．今日はよろしくお願いします．
- （……と順に自己紹介）
- Bさん，体調はいかがですか？
- はい，おかげさまでだいぶよくなりました．
- C先生，Bさんの治療についてお聞かせください．
- そうですね．手術は問題なく終わりましたが，臥床による筋力の低下がリハビリでどの程度まで回復するかが問題だと思います．
- ありがとうございます．Dさん，リハビリの様子はいかがですか？
- はい，歩行も平行棒を使って少しずつですが，足が前にゆっくり出るようになりました．Bさん，頑張っていますね．
- はい，歩けるようになりたいです．
- Eさん，Bさんの日々のご様子はいかがですか？
- 入院当初は意欲の低下がみられ，話しかけにもほとんど応答されませんでしたが，2週間ほど前から食欲も出て，意欲が感じられるようになりました．ご家族では，ご長男様は全く連絡がつきません．ご次男様と一度電話でお話しいたしましたが，お仕事が忙しいとのことです．❶
- 今日は息子さんはお仕事で残念ながらご参加いただけませんでしたが，Bさんのご希望を聞いていきたいです．
  Bさん，ずいぶんお元気になられましたが，まだお一人で生活なさるには大変なことが多いと思います．どのような暮らしだと安心ですか？❷
- 皆さんにお世話になっていますね．でも息子も忙しいし，迷惑はかけたくないです．どうしたらいいかしら…．
- 今日はBさんのご希望をうかがって，これから退院後の生活を皆でサポートしていこうという集まりなので，ぜひお気持ちをお聞かせください．
- そうですね…できれば自宅に戻って…今までのように生活したいで

す．
- 自宅で今まで通り生活されたいのですね．（バックトラック）Dさん，自宅で生活するのにリハビリの進行状況はいかがでしょう．
- そうですね．今のレベルであれば4点杖でゆっくり歩行ができると思います．
- Bさん，私から1つ提案させてください．安心してご自宅で生活していただくために，週4日ヘルパー，週3日デイサービスを利用したらどうでしょうか？（提案）
- そうですね．毎日どなたかにみていただければ安心です．
- 私たちのデイサービスは理学療法士もいますので，リハビリを計画的に実施していくことができます．ご希望でしたら夕食も召し上がって帰れます．うちの理学療法士（H）からDさんに連絡してもよろしいでしょうか？
- ええ，いつでもどうぞ．Hさんはよく知っています．退院時にはリハビリ実施記録をお渡しいたします．
- ヘルパーはお掃除中心に調理も一緒にしましょう．ご希望でしたら，1回はお散歩に同行することもできます．
- Bさん，いかがですか？
- ありがたいです．また自宅で暮らせるのなら，息子にも心配をかけないでできそうです．

解説

❶ まずは全員でBさんの現状に関する共通認識をもつための情報共有を図る．

❷ ケアマネジャーは単に「情報提供」のみでなく，本人や家族，関係機関の関係者に「ゴールは何か？」，「そのための手段は何か？」を決断させ，納得した行動変容を興すための支援を行う[9]．

ドリル 6　多職種連携

(1)「地域包括ケアにおける多職種連携を円滑に行うために日ごろ心がけるべきことは何か？」考える．

COLUMN

医療現場でどのようにコーチングを利用するか(2)

　コーチングはビジネスの領域で普及しているため，コーチングのイメージとして「目標達成のための行動変容」という側面が定着している．しかしながら，本来コーチングは「対話」を促進させるためのコミュニケーションアプローチであり，医療現場においてはさまざまな形で利用することができる．
　メディカルコーチングは「対患者コーチング」と「組織コーチング」に分けて考える．前者では患者の「語り」を促すために，承認，傾聴，質問が有効であり，Narrative based medicine を実現するために利用できる．リハや生活習慣病の領域では「目標達成のための行動変容」のためのコーチングが機能する．「組織コーチング」ではリーダーシップ育成，多職種連携などに利用できる．

文献

1) 市毛恵子:「教え上手」になるためのスキル．あさ出版，2004．
2) http://www.mhlw.go.jp/stf/seisakunitsuite/bunya/0000068462.html（cited 2018 Feb 15）
3) https://www.ama-assn.org/education/coaching-medical-education-faculty-handbook（cited 2018 Feb 19）
4) 伊藤　守:3分間コーチ ひとりでも部下のいる人のための世界一シンプルなマネジメント術．ディスカヴァー・トゥエンティワン，2008．
5) P. F. ドラッカー:非営利組織の経営—原理と実践．ダイヤモンド社，1991．
6) 安藤　潔:なぜ病院に組織コーチングが必要なのか．病院 75:464-466，2016．
7) 細田満和子:「チーム医療」とは何か—医療とケアに生かす社会学からのアプローチ．日本看護協会出版会，2012．
8) 黒川新哉:コーチングによる会議マネジメント．病院 75:810-812，2016．
9) 井上直子:地域包括ケアにおける多職種連携とコーチング．病院 76:149-151，2017．

執筆

安藤　潔（東海大学 医学部 血液・腫瘍内科）

第10章 事例編 組織マネジメントへのコーチングスキルの応用

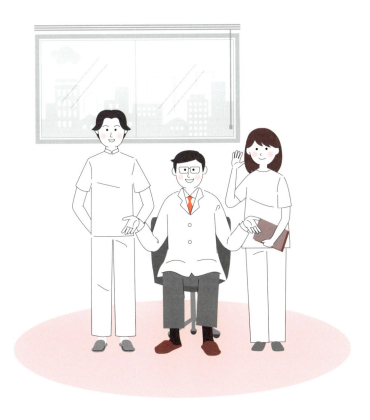

STORY

よみがえった母
ブラボー！＆アンコール

平成 21 年 5 月
本書初版発行時寄稿

気丈な老母が寝たきりに

　今年88歳になる私の母は，20年前に父を亡くし，地方で独り暮らしをしてきた．父亡き後も呉服商を続けながら，小さな畑を耕したり，京都の問屋とも掛け合ったり，年の割には元気に充実した日々を過ごしていた．

　ところが今年の初夏，その母が食事もしなくなり，動けなくなっていると親戚から連絡が入った．慌てふためいて帰省した私達に，母は布団からやっと起き上がり，「私，どうなってしまったのだろう」とか細くつぶやいた．かかりつけの医師に往診してもらい，自宅で毎日点滴を受けていた．トイレに行くには介助が必要な状態であった．母の妹（以後叔母）が母の当分の世話を申し出てくれたため，普段から姉思いの彼女に託した．10日あまりが過ぎ，病状悪化の知らせを受け再び帰省した．

母の惨状

　母は起き上がることもできず，「おむつ」をしてベッドに寝ていた．一日中うとうとして食事もままならず，下痢も続いていた．排尿，排便の自覚もない様子であった．10日前までは会話ができ，トイレにも行けていたのにと私は目の前の現状に愕然とした．このままでは寝たきり状態になってしまう，それよりもこの暑い夏が越せるかなと，強い不安も覚えた．この時点で，叔母は，医師に入院を勧められていた．「お姉さん！きちんと食べないと元気にならないよ！」「お姉さん！○○しなさい！」熱心な叔母は，大きな声で一日中母を励まし続けていた．母は目を閉じたままうつろな声でそのつど「はい」と小さく答えていた．

コーチングで介護

　「母さん，帰ってきたよ」と私は母の手にそっと触れ，「なにか私にできることがあ

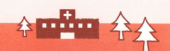

る？」と耳もとで聞いた（相手の味方であるというスタンス，質問）．

「お粥が食べてみたい」など母の口からやってもらいたいことがあふれ出た．「何でもかなえてあげるよ（受容）」．

私は叔母に感謝し，その日から交代した．母の好物を用意し，食事も少しずつ食べられるようになり，話も少しできるようになったが状態は好転しなかった．そこで，「母さんは，今，本当はどうしたい？」と私は訊いてみた（拡大質問，GROWモデル※のGoal）．すると，「入院したい…」と母は私に訴えた．

私は何日かかけてじっくりと時間をかけながら，いくつかの施設の説明をした．①老人病院（今のかかりつけの医師につけなくなる．自宅に簡単に帰れなくなる．「おむつ」は時間で交換する）．②グループホーム（認知症の人達の自立した施設．家族と外出はできるが，外泊はできない）．③自立型のケアハウス（かかりつけの医師の診察は受けることができる．家族と自宅で過ごすことも可能．ただし，トイレをはじめ自分の身の回りはできることが条件）．

私 「どの施設に入りたい？（限定質問）」
母 「今の先生にも診てもらいたいし，時々自宅にも帰ってきたい」「ケアハウスがいい」
私 「ケアハウスがいいんだね（バックトラック（オウム返し））．自立型のケアハウスに入所するには，少し準備が必要だと思うよ．ケアハウスに入所するために，どんなことをしていったらいいと思う？（拡大質問，GROWモデルのOptions）」
母 「自分でトイレに行けるようになるよ」
私 「トイレに行けるようにね（バックトラック）．いいね．そのために，まずは何をしたらいいかしら？（拡大質問）」
母 「歩く練習をするよ．そしたら行けるでしょう？」
私 「えーっ，すごいじゃない！いつからやるの？（言動の承認，質問，GROWモデルのWill）」
母 「明日からやる」

※GROWモデルについては第1章（p5）参照．

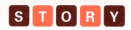

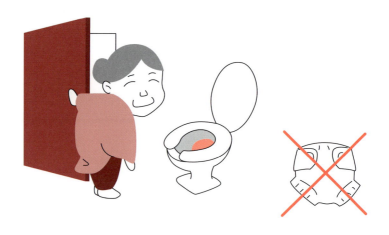

現状はとてもそんな状態ではないのだが，母の口から次々に出てくる目標に内心大変驚いた．きっと母は今の自分の状態に失望し，今後の人生を諦めていたのだろう．しかし，「ケアハウス」という「希望」の選択肢が目前に示され，人生を諦めることを止めたのかもしれない．

目標を目指して

本当に次の朝から，起き上がるために腕の力をつける練習が始まり，点滴はしていたが口から食べることに積極的になった．私には1カ月後仕事の約束があり，遠距離の自宅に帰らなければならなかった．2人でカレンダーに帰宅日の1週間前の日に大きく丸印をつけた（相手とともに目標に向かうというスタンス）．この日までに，自分でトイレに行くことができるようになることを目標にした（GROWモデルのWill）．母はまだやっとペンを握れる状態で，私は内心この目標達成には，かなり悲観的だった．が，最初は起き上がるだけから，2週間後には1日の半分は床に座って起きていること，少しずつ自分で歩くこと，誰かといっぱい話をすること，点滴に頼らず食事をしっかり取ることなど，日を追って朝夕のメニューを進めていった．上手にできた時は，2人で手を叩いて大喜びした（成果の承認）．

光が…

　丸印に近い日のある朝,「○子,もう7時,早く起きなさい」と母の声で私は飛び起きた.糊のしっかり効いた白いエプロンをキリリと締め,母が戸口に立っていた.「自分の部屋の雨戸を開け,仏壇のお水もお供えしたよ」その時,母の背からは仏のように後光が差していた.私には本当にそう見えた!

　これを機に,数週間後母はオムツから排尿パッドへそして普通の下着に戻れた.そして,多くの周囲の方々に支えられ,今は「ケアハウス」に入ることもなく自宅で再び独りの生活をしている.母に元々大きな疾病が無かったこと,寝たきりになる直前まで自立した生活ができていたこともよい影響を及ぼしたのだろう.

介護にコーチングを使う意味

　鉢植えの草花が枯れかかっている時,水をあげるとよみがえるように,老体の奥深く残っていた「生命」がコーチングという水を注がれて再び「生きたい」という希望にかわり,母をよみがえらせたのだと思う.「花」はまだ満開.

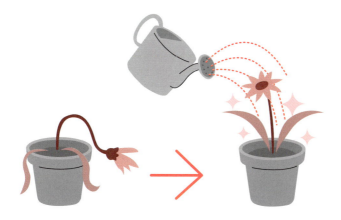

後藤恵子　● *Keiko Goto*

心理学科卒.結婚出産後,音大入学,ピアノ講師となる.自閉症,ADHD(注意欠陥多動性障害),LD(学習障害),登校拒否の子供達のレッスンも経験.今の社会にコーチングの必要性を強く実感し,平成19年PHPにてビジネスコーチの認定を受ける.現在保健師,介護施設,教育現場などの研修をはじめ,多方面でコーチング講座を開催中.

巻末資料 コーチングをさらに学ぶために

協会・連盟

1) 日本コーチ協会（特定非営利法人）
   http://www.coach.or.jp/
   1999年7月に設立され，2000年11月にNPOとして認証された．年次大会の開催，コーチングに関する調査・研究，国際コーチ連盟との連携などの活動を行っている．

2) 国際コーチ連盟
   https://coachfederation.org/
   1995年に設立され，コーチ資格と養成プログラムの認定，および認定コーチのネットワーク構築を行っている．1,370プログラム，117カ国23,495名のコーチが認定登録されている（2018年6月現在）．

書籍，研修会

●コーチング（医療分野）

1) 安藤 潔，柳澤厚生（編）：難病患者を支えるコーチングサポートの実際．真興交易医書出版部，2002.
   コーチングを医療分野に導入した最初の本．基本的なコーチングスキルとそれをさまざまな難病の事例にどのように用いるかが示されている．

2) 安藤 潔（編）：がん患者を支えるコーチングサポートの実際．真興交易医書出版部，2005.
   1)に続いてがん患者をケアする医療従事者向けに書かれた本．病名告知から終末期までのさまざまな場面での事例が記されている．

3) 安藤 潔（編）：メディカル・コーチングQ&A―医療・看護の現場からの質問40．真興交易医書出版部，2006.
   医療分野でのコーチングに関心のある方たちから実際に質問された事項が，Q&A形式でコンパクトにまとめられている．

4) 出江紳一，坪田康佑（編）：看護管理者のためのコーチング実践ガイド．医歯薬出版，2013.
   医療組織のマネジメントに重点を置き，研究から明らかとなったコーチングの機能を軸に活用場面が整理されている．看護管理だけでなく，多職種協働一般にも活用することができる．

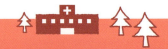

5) 辻 一郎（監），出江紳一，鈴鴨よしみ（編）：コーチングを活用した介護予防ケアマネジメント．中央法規，2009．
    保健師職による事例集．事例に共通するコアの流れ，介護予防に役立つコーチングスキル，さらにスキルの練習方法もわかりやすくまとめられている．
6) 医療コーチング研修会
    https://med-coach.wixsite.com/tohoku
    東北大学大学院医学系研究科肢体不自由学分野が2012年から毎年実施している実習研修会．日本リハビリテーション医学会の生涯学習教育単位が認定されている．

● コーチング（一般）
1) 伊藤 守：コーチングマネジメント―人と組織のハイパフォーマンスをつくる．ディスカヴァー・トゥエンティワン，2002．
    日本にコーチングを導入した第一人者による理論から実践までをカバーする本．今読んでも内容は新鮮で著者の洞察の深さがうかがえる．
2) マーシャル・ゴールドスミス，マーク・ライター著（斎藤聖美訳）：コーチングの神様が教える「できる人」の法則．日本経済新聞出版社，2007．
    エグゼクティブ・コーチングにおける「360度フィードバック」の効用が，著者自身のコーチ経験に基づいて書かれている．

● 医療コミュニケーション
1) アーサー・クラインマン著（江口重幸，上野豪志，五木田 紳訳）：病いの語り―慢性の病いをめぐる臨床人類学．誠信書房，1996．
    患者やその家族が語る物語りを記述することの意味を問いかける臨床人類学の名著．
2) ハーレーン・アンダーソン著（野村直樹，吉川 悟，青木義子訳）：会話・言語・そして可能性―コラボレイティヴとは？ セラピーとは？．金剛出版，2001．
    内容はタイトルの通り．コーチはコーチングのスキル以前に会話のもつ可能性について，本書を通して承知しておくのがよいだろう．

索引

● あ

アイスブレイク 41, 46, 130
アカウンタビリティ 57, 59
アナライザー 22, 120
アンカーリング 129, 170
アンコーチャブル 96, 97
アンテナ 156
相づち 161
安心感 106

● い

インベントリー 1
意志 5
維持期 132

● う

ウートフ現象 158
うつ状態 124
運動習慣 27
運動障害 81

● え

エヴァリュエーション 41, 47
エビデンス 24
影響力 59

● お

オートクライン 109
オープンクエスチョン 15
横断脊髄障害 152
応用 76

● か

カウンセリング 4
がん 26
がん化学療法チーム 193
介護日記 165
介護予防 54
回復期 114
回復期病院 124
拡大質問 205
家族計画 31
過用症候群 81
患者の欲求 130
患者安全 52, 59
患者経験 72
患者志向 191
患者中心医療 71
間接的介入 31
冠動脈疾患 25

● き

気がかり 123
技術 3
詰問 15
機能の障害 80
急性期病院 114
協働志向 191
許可 129
虚血性心疾患 29

● く

クライアント 1
グループディスカッション 110

クローズドクエスチョン	15, 167
くも膜下出血	122
訓練拒否	156

● け

継続	4, 39, 101
形態の障害	80
傾聴	11
頸椎後縦靱帯骨化症	139
結果に対する承認	12
健康関連QOL尺度	42
研修医	90
現実	5
現実の把握	6
現実対処能力	80
現状	5
現状の把握	6

● こ

コーチ	1, 2
コーチング	2, 81
コーチングカンバセーション	10, 100
コーチングコミュニケーション	10
コーチングサイクルモデル	30
コーチングスキル	10
コーチング・スキル・アセスメント・プラス	61
コーチングセッション	1
コーチングフロー	38, 41, 46, 100, 145
コーチングマインド	8
コーチングの3原則	4, 100
コーチング介入プログラム	29
コーチ型リーダーシップ	186, 187

コミュニケーションインベントリー	42
コミュニケーションスキル 評価項目	55
コントローラー	21, 120
コンプライアンス	30
高コレステロール血症	29
後縦靱帯骨化症	137
後脊髄動脈症候群	152
骨関節疾患	137
骨密度	27
個別対応	4, 39, 101

● さ

サポーター	22, 120
在宅リハ	82
在宅生活期	132

● し

しびれ	133
しびれのコーピング	136
資源	5, 7
自己効力感	44
指示命令型リーダーシップ	186, 187
視床痛	133
次世代リーダー	186, 188
失語症	118
質的研究	45
質問	14, 107
指導医	56, 90
社会参加上の制約	80
障害者家族	82
障害者役割	77
承認	12, 107, 117

小脳性失調症	172
職種構成志向	191
神経筋疾患	152
神経難病	38, 165
心疾患コーチング	30
人工股関節置換術	146
人工骨頭置換術	146
人材育成	52, 53
新人教育	178
信頼関係	23, 59, 107, 181

●す
スキル	76

●せ
セルフトーク	10
ゼロポジション	10, 122, 165
成果の承認	206
生活習慣改善	24
生活習慣改善プログラム	24
精神疾患患者教育プログラム	30
脊髄梗塞	152, 154
脊髄小脳変性症	40, 172
脊髄性失調症	172
接続詞	18
潜伏結核	30
前脊髄動脈症候群	152
喘息	26, 31
選択肢	5, 7
選択的反応	11
専門性志向	191
戦略的質問	59

●そ
双方向	4, 39, 101
組織開発	52, 58
存在に対する承認	13

●た
タイプ	1
タイプ分け™	20, 63, 120
大腿骨頭壊死	148
多系統変性症	172
多職種チームミーティング	191, 193
多職種連携医療	52
多動性障害	31
多発性硬化症	158, 162, 166

●ち
チーム医療	77, 191
チャンクアップ	130
チャンクダウン	130, 170
チャンクの横滑り	131
地域連携	198
知識	3
父親的温情主義	115
注意欠如	31
中心性頸髄損傷	137
中心動脈症候群	152
治療の継続	30
治療の遵守	30
沈黙	17

●つ
ツール	3

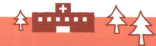

索引

対麻痺 154

●て
ティーチング 4, 81
テレコーチング 45
提案 19
電子的コーチングツール 32
電話コーチング介入 30
電話会議 110

●と
問いを共有 121
疼痛 32, 39
糖尿病 24
特発性大腿骨頭壊死 146

●に
ニーズ 76
日常生活活動の制限 80
日本作業療法士協会 86
日本理学療法士協会 86
認知症 27

●の
ノンバーバル 12
ノンバーバルコミュニケーション ... 106
脳卒中 114

●は
パーキンソン病 38
パーソナルファウンデーション 110
パターナリズム 115

廃用症候群 81, 137
馬車 4
発見の疑問符 16

●ひ
ビジョン 3, 42
肥満 27
病者役割 77

●ふ
ファウンデーション 3, 59, 111, 178
フィードバック 102
フォローアップ 171
プライマリ・ケア質評価尺度 72
プレコーチング 23, 41, 46, 127, 172
フロー 76
プロモーター 21, 120
服薬 30
服薬の遵守 30

●へ
ペーシング 11, 106
ベースライン評価 93

●ほ
方法 5, 7

●ま
マインド・コントロール 97
マシャド＝ジョセフ病 174

● み
未完了 144

● め
メタコミュニケーション 19, 130, 140
めまい 174

● も
目標.. 5, 6
目標達成の意志... 8
物語... 76
物語り..172

● ゆ
有酸素運動 27

● ら
ラポール... 13, 23
ランダム化比較試験 24, 25, 40

● り
リソース 164
リハビリテーション 77
リフレイン...41, 46
両側変形性股関節症 83
臨床実習.. 86
臨床実習指導者 87

● れ
レセプター... 135

● ろ
ロールプレイング 102

● わ
ワークシート 32

● 数字
3分間コーチング 108, 185
360度フィードバック 103
360度フィードバック票 90, 91

● a
academic coach 57
ADHD 31
ADL 174
anchoring 129
Attention Deficit.................................... 31

● b
Barthel Index..41

● c
chunk down 130
chunk up... 130
Coach 3
Coaching patients On Achieving
Cardiovascular Health 29
COACH研究... 29
coping... 136
CSAplus 61, 62

索引

d
disabled role 77

e
EBM 76
evidence-based medicine 76
eコーチング 32

g
Goal 5, 6, 205
GROWモデル 5, 205, 206

h
Hawthorne effect 44
HbA$_{1C}$ 28
Health Coaching 24, 25, 32, 39, 40
hope 125, 128
HRQOL 38
Hyperactivity Disorder 31

i
interactive 4, 101
Iメッセージ 173, 174, 175

l
Life Coaching 33, 40
Life-style Improvement Program 39
LIP 39

n
narrative-based medicine 76
NAS 41

N
NAS-J 41, 42
Nature 157
Nottingham Adjustment Scale日本語版 ... 40
nurture 157

o
on-going 4, 101
Options 5, 7, 205

p
Patient Experience 72
PEACH研究 29
PXサーベイ 72

r
Reality 5, 6
Resource 5, 7

s
SF-36 42
SF-36日本語版 40
sick role 77

t
tailor-made 4, 101

v
VAS 150
visual analogue scale 150

w
Will 5, 8, 205, 206

【編者略歴】
出江 紳一
（いずみ しんいち）
1983 年　慶應義塾大学医学部卒業
1991 年　静岡市立静岡病院リハビリテーション科医長
1992 年　ニュージャージー医科歯科大学リサーチフェロー
1993 年　慶應義塾大学病院リハビリテーション科医長
1995 年　東海大学医学部リハビリテーション学講師
1999 年　東海大学医学部リハビリテーション学助教授
2002 年　東北大学大学院医学系研究科肢体不自由学分野教授
2008 年　東北大学大学院医工学研究科副研究科長（〜2011 年）リハビリテーション医工学分野教授（医学系研究科肢体不自由学分野教授兼任）
2011 年　東北大学教育研究評議員（〜2014 年）
2014 年　東北大学大学院医工学研究科研究科長（〜2017 年）

資 格
　リハビリテーション科専門医（1989 年〜）
　（財）生涯学習財団認定コーチ（2006 年〜）
　国際コーチ連盟プロフェッショナル認定コーチ（2009 年〜）

リハスタッフのためのコーチング活用ガイド 第2版
患者支援から多職種協働までのヒューマンスキル　　ISBN978-4-263-26570-3

2009 年 5 月 25 日　第 1 版第 1 刷発行
2015 年 4 月 10 日　第 1 版第 6 刷発行
2018 年 9 月 10 日　第 2 版第 1 刷発行

　　　　　　　　　　　　　　　　編 者　出 江 紳 一
　　　　　　　　　　　　　　　　発行者　白 石 泰 夫
　　　　　　　　　　　　発行所　医歯薬出版株式会社

〒113-8612　東京都文京区本駒込 1-7-10
TEL.（03）5395-7628（編集）・7616（販売）
FAX.（03）5395-7609（編集）・8563（販売）
https://www.ishiyaku.co.jp/
郵便振替番号　00190-5-13816

乱丁，落丁の際はお取り替えいたします　　印刷・教文堂／製本・愛千製本所
© Ishiyaku Publishers, Inc., 2009, 2018. Printed in Japan

本書の複製権・翻訳権・翻案権・上映権・譲渡権・貸与権・公衆送信権（送信可能化権を含む）・口述権は，医歯薬出版(株)が保有します．
本書を無断で複製する行為（コピー，スキャン，デジタルデータ化など）は，「私的使用のための複製」などの著作権法上の限られた例外を除き禁じられています．また私的使用に該当する場合であっても，請負業者等の第三者に依頼し上記の行為を行うことは違法となります．

JCOPY ＜出版者著作権管理機構　委託出版物＞
本書をコピーやスキャン等により複製される場合は，そのつど事前に出版者著作権管理機構（電話 03-3513-6969，FAX 03-3513-6979，e-mail：info@jcopy.or.jp）の許諾を得てください．